言語聴覚士が作った
思わず話したくなる
イラストBOOK**2**

～セッション事例を紹介～

鳥居 千登勢　平野 千枝　坂崎 弘幸 ［著］

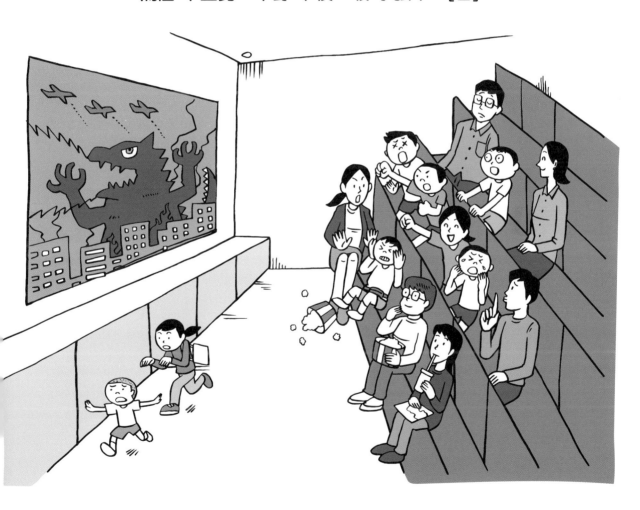

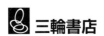
三輪書店

イラスト　大森　庸平

はじめに

　2021 年 11 月に出版した『言語聴覚士が作った 思わず話したくなるイラスト BOOK（以下、イラスト BOOK）』では、イラストを目にした子どもに、主体的・自発的に言いたいことや感じたことを伝えてほしい、お話しすることを楽しんでほしいという思いで、子どもにとって身近な 40 シーンのイラストを描きました。本を開いた瞬間、馴染みのあるイラストに興味を示し、他にどんなイラストがあるのだろうと、どんどんページをめくり始める子どもや、見つけたものについて身ぶりサインを交えて話を始める子ども、イラストから自身の体験を想起し、思い出を話し始める子どもなどさまざまな反応が見られました。

　イラスト BOOK は絵本とは違い、イラストのみの構成であり、決まったお話はついていません。子どもがイラストを見て感じたこと・伝えたいことを自由に表現することを大切にしたいという思いから、大まかな使い方のポイントは明記したものの、詳しい使い方を書きませんでした。

　そんなイラスト BOOK は、自由な表現ができる一方で、イラストのみではどのように子どもと話を進めていけばいいか分からないという声も耳にしました。そこで、本書ではイラスト BOOK を使用したセッションにおいて、子どもの反応をどのように受け止め、対応したかということを 3 人の言語聴覚士の事例を通して、関わり方のポイントをまとめてみました。それぞれの言語聴覚士がどんなところに注目し、何を大切にしているか、などが参考になればと思います。

　さらに、今回は新たに 22 シーンのイラストを収めました。前書では、白黒のイラストのみでしたが、本書ではカラーのイラストを 8 シーン入れました。カラーのイラストは、子どもにとっても大人にとっても、馴染みのある光景になり、やりとりするきっかけには最適かもしれません。一方で、白黒のイラストは、描かれている色に縛られることなく、子ども自身の体験や思い出がよりリアルに色付けされるのではないかと考えています。そういった思いから、今回も白黒のイラストを多く取り入れています。

　また、本書では新たに動物が主語となるイラストを 5 シーン取り入れました。人物が主語となるイラストは「おかあさん」「おとこのこ」など母音から始まる主語になることが多いです。今回は、動物を主語にし、なおかつ母音から始まらない動物も多く取り入れ、より多くの方に使いやすいものに仕上げました。動物が料理をしたり、キャンプをしたりと日常生活ではあり得ない光景ですが、そんな状況を子どもと共有しながら、お話を楽しんでもらえればと思います。

　本書でも、それぞれのイラストにおいて、名詞・動詞・形容詞や人と人との関係性や感情など、多くの語彙を用いて表現できるよう工夫しました。使い方の決まりはなく、このイラストを見た方々が自由な発想のもと、使っていただければと思いますが、次の章で【使い方のアレンジ】を明記しましたので、一つの使い方として参考になれば大変嬉しく思います。

　本書の刊行にあたっては、前書に引き続き、著者の要望に応じて子どもが親しみやすいイラストを描いてくださった大森庸平さん、本の構成や円滑な進行に尽力いただいた三輪書店の中島卓也さん、筆者を励まし、イラストへのアイデアや助言をいただいた言語聴覚士の小山久実さんに深謝いたします。

2024 年　　鳥居千登勢

平野　千枝

坂崎　弘幸

目　次

第 1 章

本書のねらい・使い方

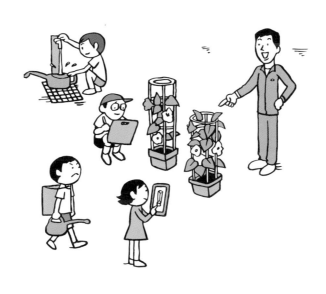

1. 目の前にないことを伝えることの難しさ

　日々の個別支援において、ことばの力が伸びてきた子どもの保護者の方から、
「今日は幼稚園で何をして遊んだの？」と聞いても、何も答えが返ってこなかったり、「遊んだ」とだけ答えるのですが、「どうしたらもっと詳しく答えられるようになりますか？」と、相談を受けることがあります。

　上記の問いかけは、目の前に存在しない過去の出来事なので、子どもがそれに答えられるようになるには、ことば以外にもさまざまな力が必要となります。

　次のような事例を挙げて説明します。

　『大好きなボールで遊んだことを伝えよう』

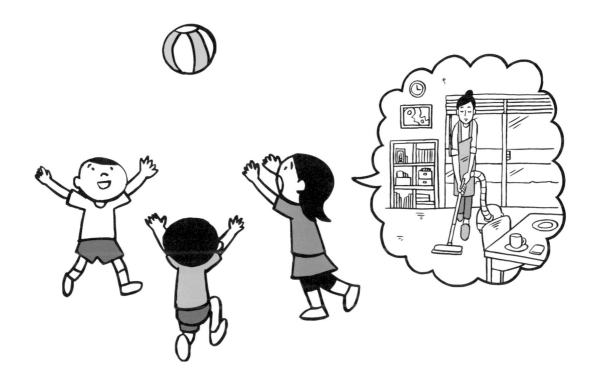

子どもは、遊んでいる時は「ボールで遊んでいる」ことを伝えようと思っているかもしれません。

　しかし、ボールで遊んだあとにもいろいろな体験があり、さまざまなものを目にします。

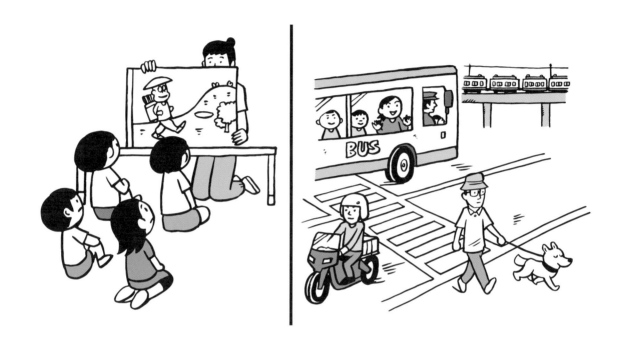

　子どもは日々いろいろな体験を積み重ねています。「ボールで遊んだよ」と伝えようと思っていても、時間が経ったり、さまざまな経験をすることで、「何を伝えるんだったっけ？」と忘れてしまうことがよく起こります。

　そうして、おうちに帰ってお母さんから「何して遊んだの？」と聞かれても、「えっと…」と答えが出ないということがあると思われます。相手の質問内容を理解する力や相手から聞かれたタイミングで応じる力なども必要ですが、目の前にないことを伝えるには、記憶しておく力、語彙力や語想起する力、文を構成する力、など多くの力が必要です。

そこで、例えば目の前にヒントを用意すればどうでしょうか。

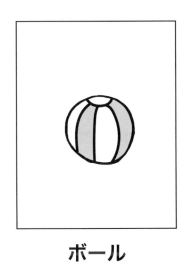

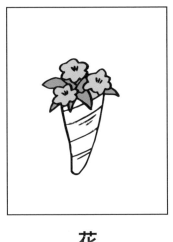

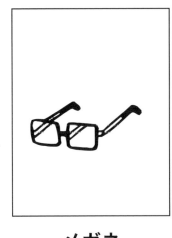

ボール 花 メガネ

　こういったイラストを見せながら「今日、何して遊んだの？」と聞くと、その視覚情報が＜思い出すきっかけ・手がかり＞となり、「ボール！」や「ボールしたよ！！」と答えられるかもしれません。

　このように、目の前に提示される視覚情報は子どもの体験を思い起こすためのきっかけとして、大変有効となります。

　今回のイラストBOOKでも、子どもがイラストを見て思わず話したくなるような、子どもにとって馴染みのある光景や四季折々の情景を収めました。

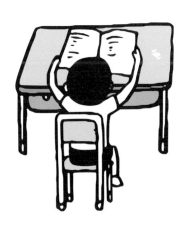

2. 本書の使い方

① 手順

　本書の使い方は、前書『言語聴覚士が作った 思わず話したくなるイラストBOOK』にも明記してあるように、イラストを見た子どもが自分の表現したいことや気持ちを伝え、それを大人が受容的に受け止めるというのが基本的なスタンスです。

　子どもの思いに寄り添い、ことばの発達レベルに合わせた声かけを行います。子どもの動作や発話をそのまままねてみたり、意味的・文法的に少し要素を加えて語りかけてみることで、ことばが育まれたり、やりとりが広がるきっかけとなるでしょう。

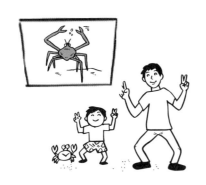

カニのイラストをみて

＜子どもの行動をそのまま真似る＞

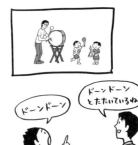

太鼓を叩いているのをみて

＜子どもの言葉を意味的・文法的に広げて返す＞

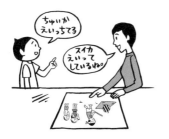

スイカ割りをみて

＜子どもの言い誤りを正しく直して返す＞

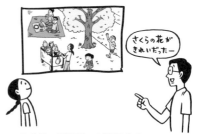

さくら（花見）の様子をみて

＜大人が自分の行動や気持ちを言語化する＞

　次の項の【使い方のアレンジ】でゲームの要素を用いたやりとりにおいて、上記の関わり方を使用したセッションの例を挙げてみます。

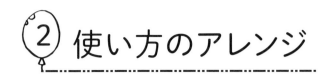

② 使い方のアレンジ

ゲームの要素を用い、子どもと順番に表現し合います。

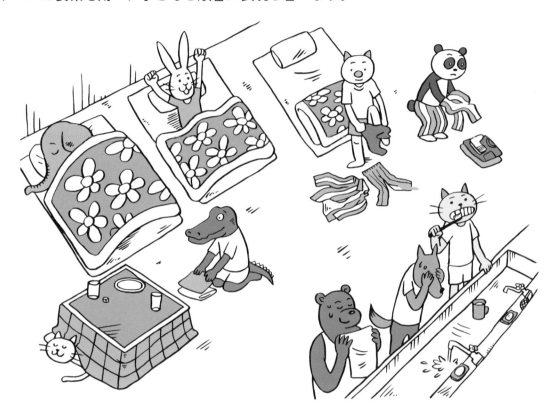

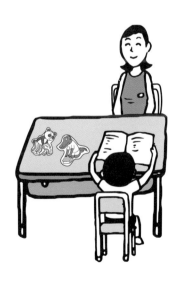

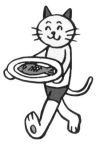

進め方の例

机上にイラスト BOOK と動物の切り抜きを準備する

大人：「これから好きな絵を使ってお話をします。まず、私からやるね」と言い、やり方の見本を見せます。

切り抜きを1つ選び、そのイラストについて「誰が何をどうした？」について話します（ここは、言語発達レベルに合わせて適宜変更します。2語文レベルの表出の子どもなら、誰がどうした？　と提示します）。

「わにが服をたたんでいます」と言いながら、切り抜いたイラストを本のイラストとマッチングさせます。

「次、○○ちゃんの番ね。どれでもいいよ、どれにする？」と表現したいイラストを選んでもらいます。

🧒：「ねこ歯みがきしてる」

👩：「ほんとだ！ねこが歯をみがいているね」

子ども　大人

point　子どもの表現を受け止めながら、助詞を用いた構文を聞かせます。

👩：「ねこがこたつで寝ています」

🧒：「ぞうさんが寝ています」

👩：「そうだね、ぞうさんが布団で寝ているね」

point　子どもの表現を膨らませて返します。

👩：「ぶたがズボンを履いています」

🧒：「いぬが顔を洗っています」

👩：「そうだね、いぬが顔を洗っているね、お水、冷たいかなー」

point　状況から感じたことを伝えてみたりします。

14

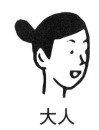
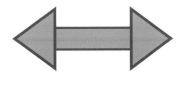

大人　　　　　　　　　　　　子ども

役割を交代しましょう！

　このように、順番に話したあとは、次ははじめの回で使わなかったイラスト（交代する）で、もう一度やりとりを行います。

　先に大人が伝えたことばのモデルがあるので、次に子どもが話す時にはそれがヒントとなり、お話ししやすい場合が多くなります。

　絵カードでは、『大人から提示されたものについて話す』という、子どもにとっては受け身的な状況になることが多いですが、イラストBOOKにおけるこのやり方では、順番に話すという一定のルール設定はあるものの、どのイラストについて話すかは本人次第であり、自分で選んで話すという主体的な行動に繋がります。

　また、このイラストを用い、さまざまな名詞や動詞が表現できます。

単 語

名詞　ぞう、うさぎ、ぶた、パンダ、わに、ねこ、いぬ、くま、布団、まくら、こたつ、水、水道、コップ、歯ブラシ、タオル、服、パジャマ など

動詞　寝る、起きる、履く、脱ぐ、たたむ、みがく、洗う、拭く、入る など

　1つのイラストに出てくる名詞・動詞だけでも、これだけの数があります。タオルをたたんでいるのは誰かな？　ぞうは何している？　ねこはどこにいる？　などのクイズを出し合うのも楽しいでしょう。それぞれのイラストに注目したり、「誰？」「何をしている？」「どこ？」といった内容に答えたり、質問する経験も積めるでしょう。

③ 本書の活用場面

　本書は子どもたちに豊かなコミュニケーション体験をしてもらうためのものであり、活用していただく場面に制限はありません。ご家庭での親子や兄弟姉妹との会話、お友達との会話の中で使っていただくことはもちろん、保育園や幼稚園でのグループ活動、その他専門職による心理・発達のアセスメント、そして言語聴覚士や学校の先生による言語支援（グループやオンラインなどを含む）など、子どものことばの発達に関わるすべての方々に自由に活用していただくために作成されています。

家庭でのコミュニケーションツールとして

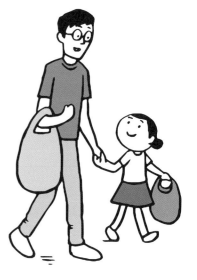

　本書は日常生活、学校、家庭、遊び、友情、食事など、子どもたちが普段よく経験するさまざまなシーンが描かれています。しかし、これらの経験は子どもの年齢が上がるにつれ保護者が立ち会わない状況で経験することが増えていきます。子どもによって自分が経験したことを自ら饒舌に保護者へ伝える方もいれば、きっかけがないとなかなかうまく表現できない方もいます。本書のイラストを、親子で経験したことや経験してみたいことについて話すきっかけにしてみてはいかがでしょうか。例えば『学校の掃除場面』のイラストを子どもと一緒に見ながら「○○ちゃんは今日の掃除で何の係をしたの？」など学校での出来事を聞くこともできます。イラストがあると話題をイメージしやすくなり、スムーズに表現できることが増えるかもしれません。

　一方、大人が教えてほしい話題にはあまり答えたがらない子どももいます。その場合には、父、母が楽しそうにイラストを眺めながら、独り言でも良いのでお話を始めてみることをお勧めします。例えば、『あさがおの観察』のイラストを見ながら「おとうさんも1年生の時にあさがお育てたな～」と言ったり、『駅のホーム』のイラストを見ながら「今度、新幹線で旅行に行ってみようかな～、どこがいいかな～」と言ったり…。子どもが話題に入ってきてくれるかもしれません（大人が子どもよりも楽しそうに本を開くことがポイントです）。

保育園や幼稚園でのグループ活動の道具として

　保育園や幼稚園のクラスでの活動や小グループ活動の際、イラストを提示しながら話をすることで、子どもたちにイメージを共有させながら活動を行うことができます。

　例えば、『ひな祭り』や『ハロウィン』などの季節行事の事前学習として。

子ども　　先生

：「10月31日は何の日か知ってる？」

：「○○～」「わかんな～い」「先生の誕生日～！」「ハロウィン」…

：「ヒントはね～」→『ハロウィン』のイラストを一部（または一瞬）見せます。

：「ハロウィンだ～」

：「ハロウィンって、どんなことする日だっけ～？」

point

ある程度意見が出たところで、イラストを見せます。
イラストを見たあとに子どもからさらなる意見が出るのを待ちます。

　あくまで一例ですが、このようにイラストで行事についてのイメージを膨らませながら話を展開することができます。
　また、遠足などの事前学習の一環として『駅』や『登下校』などのイラストを見せながら、駅や道路でのルール確認を行う題材にも使えるでしょう。

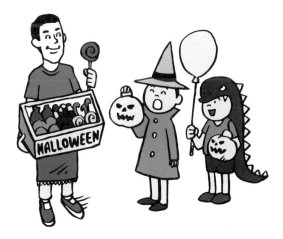

心理・発達のアセスメントツールとして

　本書では、子どもが普段の生活の中で実際に経験することのある場面を多く描いています。心理検査や発達検査におけるやりとりに比べると、子どもが本書のイラストを見た際に感じることや話すことは日常生活での感じ方や表現の仕方により近く、普段の子どもの力を推察することに役立てるのではないかと思います。

　本書の各ページには、特定のストーリーがあるわけではありませんが、描かれている登場人物それぞれが私たちの日常生活と同じように、各々の感情や考えを持って行動しています。イラストに描かれている登場人物の状況を把握したり、どんな気持ちでいるのか、どんなことを話しているのかを想像してお話ししたりしてもらうことで、認知や感情理解などのアセスメントツールとしても活用できます。イラストのどんな部分に着目しやすいのかについても、有用な情報となるでしょう。

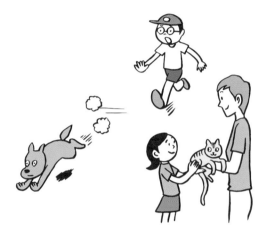

言語支援の教材として

　本書は言語のアセスメントとして、「ねこがいるよ。どこかな？」「泳いでいる子はどこにいる？」「〇色の風船は何個ある？」などのやりとりで、名称、動作語、色や数量などがどれくらい分かっているかを知ることや子どもが語った内容から言語表現力を評価することも可能です。

　個別やグループでの言語支援は、アセスメントを通して得た情報から、子どもの興味・関心に合わせた教材を選びますが、基本的には大人が準備した教材や話題を題材として実施されることが多いと思います。本書を用いることも大人が準備することにはなりますが、どのイラストで話すかは子ども自身が選ぶことができます。子どもが主体的に話したいと思う場面でやりとりを重ねながら、その子どもの言語発達に見合ったことばがけや子どもからの表現に要素を少しプラスした働きかけをすることで、ことば・コミュニケーションの発達を促すことができるでしょう。

　子どもの『伝えたい気持ち』や『ことばの力』を育てるためには、大人側のアンテナの感度を良くして、子どもの表現を受け止めることが大切です。音声言語だけではなく、指

さしや身ぶりサインなどの子どもの表現を「○○ってことかな」「こんなことを考えていたんだね」などと子どもに伝えることで、子どもの『伝わって楽しい』『もっと伝えたい』といった気持ちが高まり、コミュニケーション意欲に繋がると考えます。前述のとおり、今回は3人の言語聴覚士の実事例を掲載しました。参考としていただければ幸いです。

　以上はあくまで活用の一例です。本書を手にされた方が、イメージを膨らませ、これらのほかにもさまざまな使い方を考え、自由に使ってほしいと著者一同願っています。もし新たな活用方法を思いついた場合、ぜひ周囲の方と共有してください。この本が、子どものことばの発達について語り合うきっかけにもなれば、大変嬉しく思います。

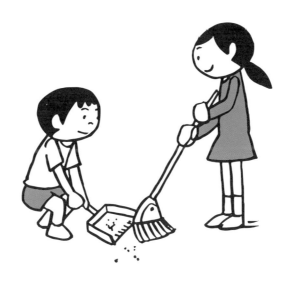

<参考文献>
竹田契一・里見恵子：インリアル・アプローチ　子どもの豊かなコミュニケーションを築く，日本文化科学社，1994

付録

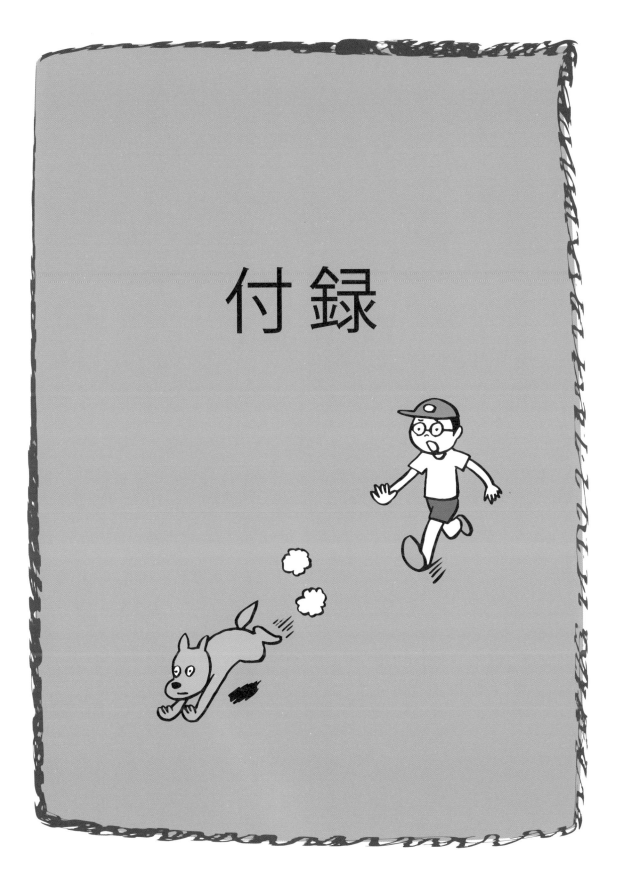

付録として

//

前書の付録に収録した○○さん人形を、本書の付録としても収めました。
今回は、子どもだけではなく、大人のイラストと動物のイラストを収めました。

この付録のイラストを一例として、子どもとお話ししながら、皆さんそれぞれがオリジナルの人形を作ってみても面白いと思います（p.26 に実例あり）

また、動物の仲間を付け加えてみたり、洋服に模様を描いても楽しいと思います。「どんな模様にする？」「何色の服にする？」など、やりとりや会話を楽しみながら、○○さん人形を活用してみてください。

○○さん人形

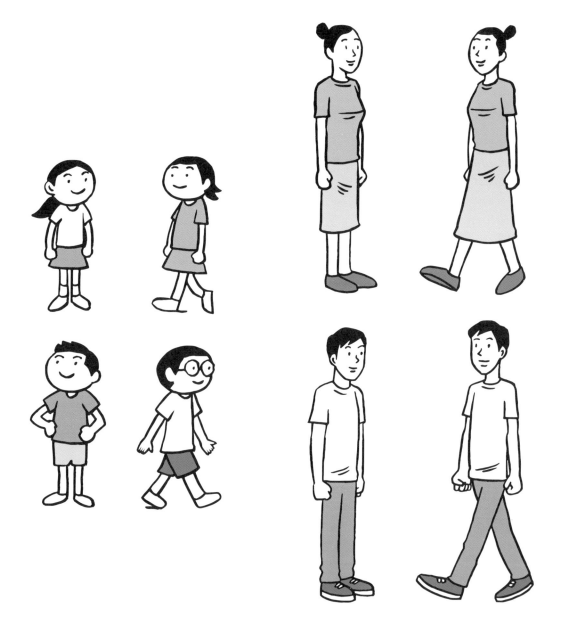

○○さん人形

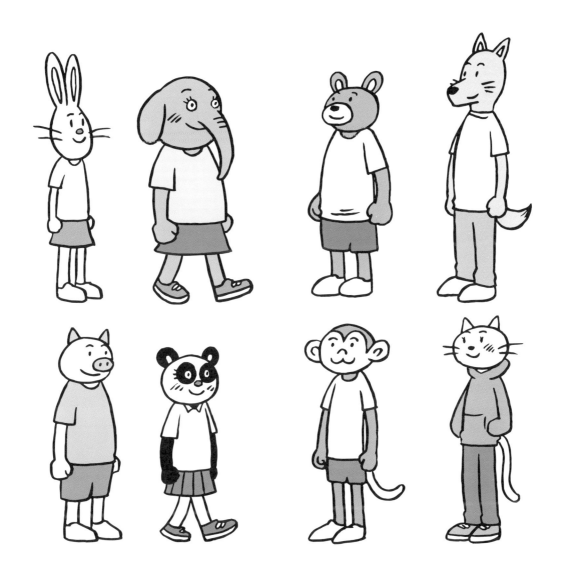

言語聴覚士が作った 思わず話したくなるイラストBOOK
～ことば・コミュニケーションを育む～を使用しての感想

//
～保護者から～

　ダウン症のある息子は、「りんご」も「たまご」も「ご！」のように、単語の語尾だけを発語する幼少期を過ごし、8歳になった今も不明瞭な発音が多いので、聞き取りが難しく、なかなか会話が進みません。

　しかし、イラストBOOKをベースに遊ぶと、「この場面ならこの言葉かな？」という推測がしやすく、その場ですぐに確認できるので、やりとりがとてもスムーズになります。「喋って伝わる！」「聞いて分かる！」ことはお互いにとって、素晴らしい成功体験となりました。

　また、いろいろな場面とさまざまな動きと表情の人たちのイラストは、息子の実体験にスッと紐付くようで、遊ぶページがどんどん増えていきました。「お腹が空いた」とファミリーレストランへ、「怪我をした」と病院へとページを行きつ戻りつ、本を舞台に日常を再現できて面白いです。

【 アレンジ 】　文　鳥居 千登勢

　Kくんのお母さんが家族で遊ぶために、巻末に付録としてついている○○さん人形をアレンジしてくださいました。

　お母さん、お父さん、おばあちゃん、お兄ちゃん、Kくんと5体あり、それぞれが自分の似顔絵が書かれた人形を用いたため、より親近感が沸き、さまざまなイラストで楽しくやりとりをされたようです。

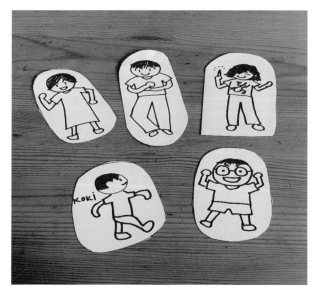

第 2 章
解説・ケース紹介

///

解説

言語聴覚士　鳥居 千登勢
言語聴覚士　平野 千枝
言語聴覚士　坂崎 弘幸

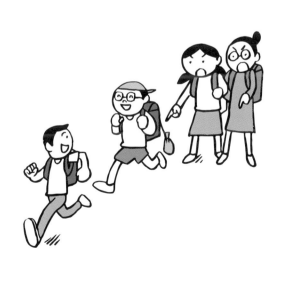

解説

//

言語聴覚士　鳥居 千登勢

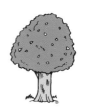

<table>
</table>

事例紹介ケース（1）

○○さん人形を活用して
会話が広がった子ども

言語聴_覚士 / 鳥居 千登勢

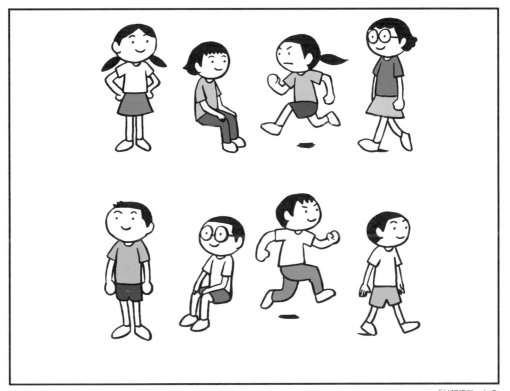

「付録資料」から

【 お子さんの情報 】

年長 5 歳、男児、ダウン症候群

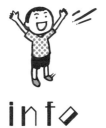

【 用意するもの 】

付録にある「○○さん人形」をラミネート加工して使用。

info

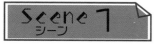

どこでお話ししようかな

○○さん人形が8体あるので、全部広げて見せ「どれがいい？」と聞きます。
子どもが選択したら、次に大人が選択します。
8体もあると選びにくい子どもには、選択肢を減らします。2体にして「どっちにする？」と聞くと選びやすいです。

Th 「たくさんの絵があるよー」と言い、ゆっくりとページをめくる。

C 知っている絵の数々に興味を持ち、子どもがめくり始める。

Th あくまでも、子どものめくるペースを大切にしつつ、子どもにとってより身近であると思われるシーンを見つけ、「こんなのもあるよ」と伝える。

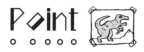

子どもの好みを把握しておくことや季節に合ったイラストを提示することも有効です。子どもからの自発的な選択が見られない場合、例えば秋なら、「いもほり」のイラストを見せ、「これは、おいもほりをしているね。○○ちゃんはおいもほりしたことはある？」と聞いたり、（いもを引っ張っているイラストを指し）、「よいっしょ、よいっしょってしているね」と言い、イラストへの注目を促すことができるでしょう。

また、○○ちゃんは遠足に行ったかな？　と聞くことも有効です。みんなでいもほりをしているイラストを目の前にしながら、『えんそく』というキーワードから、自身の体験が想起され、お話が始まるかもしれません。

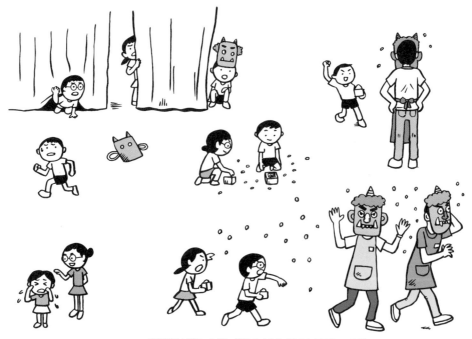

言語聴覚士が作った 思わず話したくなるイラスト BOOK ～ことば・コミュニケーションを育む～ 「豆まき」から

Scene 2
シーン

□C□ まめまきのシーンで「おにーーー」と鬼を指さししながら言う。

　　見た途端に自身が選んだラミネート人形を使い、「えいっ」「えいっ」と言いながら、鬼を叩く仕草を見せる。

子どもは、鬼を叩きながらセラピストの方に視線を向けます。

Point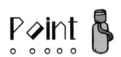

　こういった『視線』を大切にします。「上手でしょ」という共感を求める視線なのか、「先生もやってみて」という要求をしている視線なのか、両方ともなのか、まったく違うことを考えているのか…など子どものまなざしから、いろいろなことを想像してみましょう。

　視線と併せて、『表情』からも子どもの思っていそうなことをたくさんイメージしてみます。視線や表情はとても大切なコミュニケーション手段です。何を考えているのかな…と子どもの気持ちを推測するとコミュニケーションが広がる一歩となるでしょう。

Scene 3
シーン

□Th□ 「私もやってみよう、えいっ、えいっ」と言い、同じようにセラピストが選んだ人形を使って、鬼を叩く仕草を見せる。

□C□ 笑顔でセラピストを見る。

□Th□ 子どもの反応を確認したあと、リズムをつけ「おにはそと、ふくはうち」と言いながら、同様の動きを続ける。

Point

　子どもの反応からセラピストの関わりはプラスの影響だったと推測できるので、次は「えいっ、えいっ」ではなく、『まめまき』のシーンをよりリアルにイメージしやすくなるように、「おにはそと、ふくはうち」と抑揚をつけてお話しします。

C 「おにあーしょと、ふわーっち」とまねをして言う。

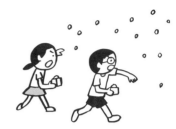

Th 子どもに続いて、セラピストは正しい発音で「おにはそと、ふくは
うち」と言いながら、まめをまく仕草を繰り返す。

Point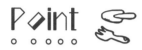

子どもの未熟な発音は正しい音にして聞かせます。不明瞭な発音を指摘することは望ましくありませんが、大人が意識的に正しい発音をゆっくりと聞かせることで、聞く力が育ちます。

Scene シーン 5　病院でもお話したい！

C 「びょーいん！」と言い、ページをめくろうとする。

Th 病院のシーンを要求していると気付いたため、病院のページへ移動。

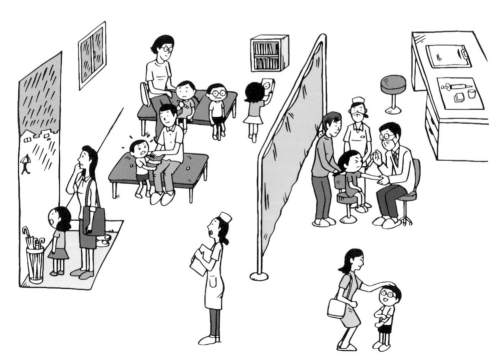

言語聴覚士が作った 思わず話したくなるイラストBOOK 〜ことば・コミュニケーションを育む〜 「予防接種」から

Point

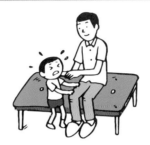

あまりにも、いろいろなページに注意が移る時は、1つのシーンでやりとりが続けられないかと考えることもありますが、この時は、子どもの表情から『まめまき』のシーンには満足している様子がうかがえたので、子どもがページをめくりたくなったタイミングで、その気持ちに寄り添いました。

Scene 6
シーン

C 「いって！！」（恐らく、「痛い」の意）と言い、人形を倒す。

Th 「だいじょうぶ？」と言い、人形を操作し近寄る。

C 笑顔でセラピストを見たあと、「いってーー」と言う。

Th 「せんせいにみてもらおう」と呼びかけ、セラピストが先生になったフリをして人形を使い「どうしましたか？」と聞く。

C 「いってーーーあし！」と言う。

Th 「足が痛いのですね」

C うなずく。

Th 「あーーこれは痛かったね、バンソウコウを貼りましょう、ぺたっ」

C 笑顔を見せる。

Th 「よかったねー」

Point

このやりとりが楽しかったのか、転んでは病院の先生に診てもらうことを繰り返すので、そのやりとりを続けながら、セラピストの「バンソウコウを貼る」というところを、「シップを貼る」や「注射をしましょう」「薬を塗りましょう」などアレンジを加えていきます。

あくまでも、子どもの「したい」やりとりを通して、そこから語彙や表現のバリエーションを聞かせることを大切にします。

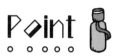

Scene 7
シーン

Th 「おはなし、楽しかったねー」

C 笑顔でうなずき「おにーしょと」と言う。

Th 「おにはそと、ふくはうちも楽しかったね、またやろうね」

C 「うん！！」

Point

　このセッション後の保護者との話で、ちょうど数日前に保育園で節分のイベントがあり、まめまきをしていたとのことでした。数日前の体験が、イラストによって思い起こされ、やりとりを楽しむきっかけとなりました。「まめまきしたよ」とことばで伝えることは難しくても、イラストによってその時の様子を再現し、他者と共有できたことは、コミュニケーションを育むうえで貴重な機会となったと思われます。

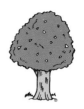

ごっこ遊びが好きな
発音の未熟さがある子ども

//

言語聴覚士 / 鳥居　千登勢

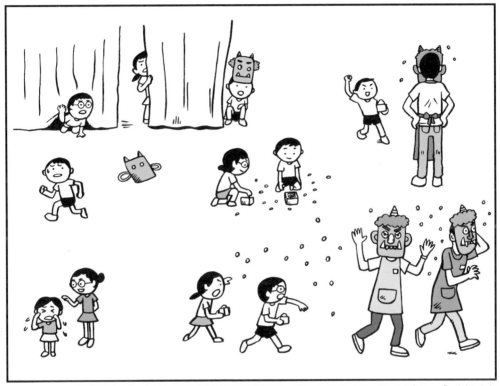

言語聴覚士が作った 思わず話したくなるイラスト BOOK ～ことば・コミュニケーションを育む～ 「豆まき」から

【 お子さんの情報 】

小学校 1 年生、7 歳男児、ダウン症候群

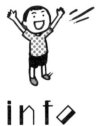

【 用意するもの 】

付録にある「○○さん人形」をラミネート加工して使用。

info

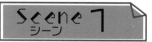

おに やっつけるぞ！

「まめまき」場面にて

C 「せんせー、えーんって」（えーんして）

Th 人形を操作しながら、泣いている子の近くで「えーんえーん」と泣くフリをする。

C 人形を操作し、「どうったの？」（どうしたの？）と聞く。

Th 「おにがこわいの」

C 「だっじょーぶ、えいってくっよ」（だいじょうぶ、えいっしてくるよ）と言いながら鬼に向かい豆をまくフリをする。

C 「も、だっじょーぶよ」（もう、だいじょうぶよ）

Th 「ありがとう」

C 「こんど、○○（児の名前）えーん」と言い、泣くフリをする。

Th 「どうしたの？」

C 「おに、こわい」

Th 「だいじょうぶだよ、えいってしてくるね」と言い、先ほどと同様、鬼に向かって豆をまくフリをする。

Th 「もうだいじょうぶだよ」

C 「あーやとう」（ありがとう）

Point

　このやりとりが交代しながら何度も続きました。多くの方は、日々の遊びの中で「また、その遊びをやるの？」と思われた経験があると思います。子どもは、同じことを何度も繰り返すことを好みます。子どものペースに寄り添い、満足するまでやりとりを重ねることで相手への信頼感が高まります。

　しかし、ずっと同じ展開のみでは面白みに欠けます。

　何度か付き合ったあとは、まったく同じ展開をせずに、少し展開を変えてみるのもいいでしょう。例えば、このシーンなら、子どもが「どうしたの」と聞いてきたら、「おにがこわいの」と言わずに、「一緒に鬼をやっつけてほしいの」と要望を伝えたりします。この子どもの場合は、「いいよーいっしょやろー」（一緒にやろう）と言い、2人で鬼を退治することになりました。ある程度、満足したあとは、相手の話に耳を傾けやすくなり、新たな展開をすることでやりとりも深まるでしょう。

次に、子どもが『レストラン』場面を選択します。
ここでは、お客さんと店員さんを交代する展開が始まりました。

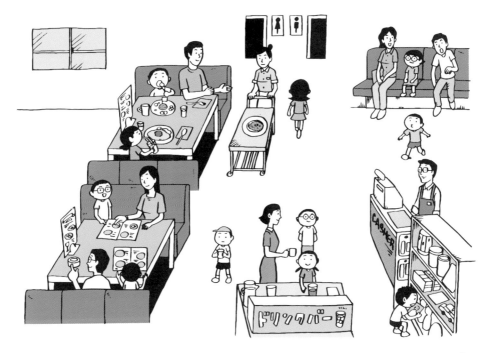

言語聴覚士が作った 思わず話したくなるイラスト BOOK 〜ことば・コミュニケーションを育む〜 「レストラン」から

Scene 2 ぼく 店員さんだよ

- C テーブルを指さして、「せんせーこっち」と言い、座ってほしいと要求する。
- Th 「ぴんぽーん」と言い、テーブル上にある呼び出しボタンを押すフリをする。
- C 「はーい、なにいえっか？」（なにがいいですか？）
- Th 「ハンバーグとスープとサラダください」
- C 「はい、おまちうやーあい」（はい、おまちください）

Point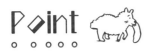

　子どもはフライパンを振って料理を作るフリをするが、その途中でドリンクバーのイラストに注意が向き、やっていたことを忘れてしまう。

Scene 3　注文 覚えたよ！

- [Th] 独り言のように「ハンバーグとスープとサラダ、まだかなー？」と言う。
- [C] ハッとして、また作るフリをする。
- [Th] 少し時間が経ったので、再度「ハンバーグとサラダとスープ楽しみだなー」と言う。
- [C] 「おまたっしまったーハンアーグとシュープと…シャヤダえす」
  （おまたせしましたーハンバーグとスープとサラダです）
- [Th] 「わーおいしそう、ハンバーグとスープとサラダ、ありがとう。いただきます」
  と言い、食べるフリをする。

Point

　この子どもは、日常的に3つの内容を覚えることにチャレンジしていたので、遊びの中でも "覚えること" を取り入れました。楽しくやりとりを重ねていても、ふと目にしたものに注意が向き、展開から逸れていく傾向にあったため、それを引き戻すためにも、また注文内容を思い出すためにも、何気なく復唱してみました。そうすることで、再び同じイメージ下でのやりとりに戻ることができ、作っていたものも "自分で" 思い出すことができ、達成感に繋がりました。

　もちろん、「何作っていたんだっけ？」と聞き、語頭音を言ったり、「飲むもの」「野菜」などのヒントで思い出す方法もあるので、いろいろ試してみても面白いと思います。

　このあと、子どもとセラピストが店員さんとお客さんを交代して、やりとりが続きました。
先に、セラピストがお客さん側で注文の仕方を伝えたので、子どもが注文する際も、やり方が分かりやすい様子でした。

その後、『ゲーム』の場面をめくります。

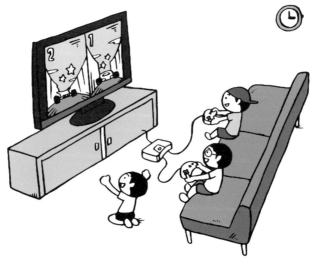

言語聴覚士が作った 思わず話したくなるイラスト BOOK ～ことば・コミュニケーションを育む～　「ゲーム」から

過去の出来事を思い出すきっかけとなった 「ゲーム」のイラスト

- [C]「ゲームしよっよー」と言い、テレビゲームをしているイラストの場所で待つ。
- [Th]「いいねー、私が勝つといいなー」
- [C]「えっ、○○（児の名前）かちゅってー」（○○が勝つってー）
- [Th]「いくよー、よーいドン！！」と言い、お互いが○○さん人形を使い、コントローラーを操作しているフリをする。
- [C]「ごーーーりゅ！！」（ゴール）
- [Th]「あーー負けたーー残念！！」
- [C] 笑顔で「もっかいやりょー！！」（もう1回やろー）
- [Th]「いいよー今度こそ負けないからね！！よーいドン！！」
- [C] ○○さん人形を勢いよく前後に振り、急いでいる様子を表現して「ごーーーりゅ！！」と言う。
- [Th]「えーーまた負けたーー○○くん速いねーーー」
- [C] 笑顔でうなずく。
- [C]「コーキ、いっしょ、ねんねしたねー」と言いながら、振り返り、母に確認する。
- [Mo]「そうね、先週コーキ（おにいちゃん）と○○くんのおうちにお泊りしたんだよね」
- [C]「うん！ママーーって」
- [Mo]「そうね、ちょっと寂しくなって"ママ"って言ったんだよね」

Point ☞

　この子どもは、「ゲーム」のイラストから友達の家での出来事を思い出したようです。もしも、イラストがない状態で「コーキ、いっしょ、ねんねしたねー」と言われても、いつのことを話しているか想像しにくいですが、数人の友達が遊んでいるイラストを目の前にして話すことで、母も推測しやすくなったようです。子どもが、自発的に興味を抱いたイラストを共有することで、"伝えたいこと"が想起しやすくなったり、過去の経験を思い出すきっかけとなることも多いです。

まとめ

　ケース⑴⑵の2人の子どもは、イラストBOOKでやりとりすることを毎回楽しみにしていました。「ほんしゅるー」や「せんせーおにしよー」と要求し、その日の気分でさまざまな○○さん人形を選んでのスタートでした。

　玩具を使って、ままごとなどのごっこ遊びも楽しいですが、ことばがゆっくりな子どもとは、シーンの共有がやや限定的になったり、発音が不明瞭なために目の前にない事柄についての話題が共有しにくい傾向にあります。一方、イラストBOOKでは、ページをめくると目の前に同じシーンを共有し、イラストを指さして伝えることもできるので、子どもの伝えたいことが推測しやすくなり、コミュニケーションが弾みます。○○さん人形を用いることで、自分の気持ちや思いを

その人形に乗せてお話しできるので、子どもにとっては主体的な関わりができ、またそれを大人が受容的・肯定的に受け止めることで、『伝えることが楽しい・伝わって嬉しい』という経験が積み重なっていくことでしょう。

そういったやりとりの中で、子どもの不明瞭な発話は正しい音で聞かせたり、適切な助詞を補った文を聞かせたり、あまり馴染みのない語彙を付け加えることで、さらに子どもの表現の幅が広がると思われます。

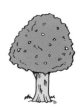

事例紹介
ケース
（3）

やり方のモデルにより
自発的な発話に繋がった子ども

言語聴覚士 / 鳥居　千登勢

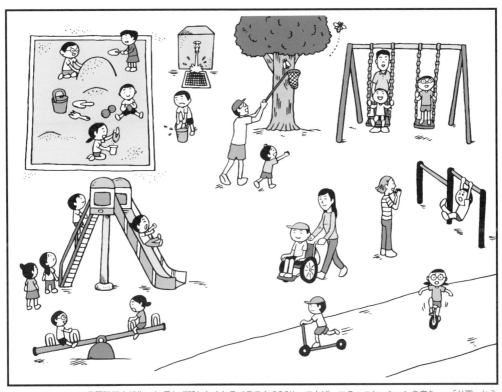

言語聴覚士が作った 思わず話したくなるイラスト BOOK ～ことば・コミュニケーションを育む～ 「公園」から

【 お子さんの情報 】

10 歳女児、小学 4 年生、ダウン症候群・自閉症

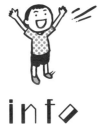

【 用意するもの 】

子どもにとって身近なイラストを 2 シーン準備する。

info

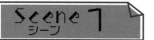

自分で選んで伝える

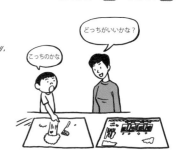

イラスト BOOK 全体を見て、興味のあるシーンを探すことは苦手な子どもなので、あらかじめ 2 シーンに絞って提示します。

Th 「どっちがいいかな？」

C 指さしにて気になったイラストのほうを選択。

その後、子どもからの自発的は表出がなかったため、セラピストから話し始める。

Th 「私はここでお話しするね」対象のイラストを指さし、「女の子がシーソーをしています」と言う。「次、○○ちゃんはどこでお話しする？」

Point

このあと、すぐに反応はありませんでした。イラストに注目していない、いろいろなシーンが目に入りすぎて選べない…などが考えられるので、少し待った後、自発的な表現が見られない場合は大人が一つひとつのイラストを指さしして注目を促すといいでしょう。

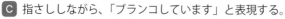

どこでお話ししようかな

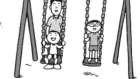

C 指さししながら、「ブランコしています」と表現する。

Th 「そうだね、ブランコに乗っているね」「じゃあ、次に私は、ここにするね」
対象のイラストを指さししながら、「女の子がおだんごを作っています」「次、○○ちゃんはどこがいい？」

C 指さししながら、「おかあさんがバギーに**乗っています**」

Th 「そうだね、おかあさんがバギーを**押しているね**」「お散歩しているのかな」
「次、私はここでお話しするね」イラストを指さししながら、「おとうさんがせみを捕まえています」

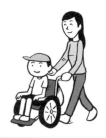

Point

「おかあさんは乗っていないでしょ」「違うよ」など子どもの表現を訂正するのではなく、表現したことを肯定しながら、正しい表現を聞かせることが大切です。
子どもの理解力に合わせ、バギーを車いすと伝えることもあります。
また、「バギーに乗っているのは誰かな？」と乗っている子を指さしして聞いてみてもいいでしょう。答えが

出なかった時は、「子どもかな？　おとうさんかな？」と選択肢を提示してみると答えやすくなるかもしれません。

また、子どもの表現を適切な文に直して聞かせるだけではなく、例えば、「お散歩しているのかな」と問いかけてみたり、気持ちを表現してみるのも楽しいです。

  やり方がわかると楽しいな

[C] イラストへの関心が高まり、すぐに、すべり台を指さし「すべりだいすべってます」と言う。

[Th] 「本当だ！すべりだいをすべっているね、楽しそう！」

Point

この子どもにとっては、"動作絵の状況を伝える"という分かりやすいルールにより、さまざまなイラストに注目することができ、話に繋がったのかもしれません。子どもによっては、自ら興味を持った場面について話すという自由度が高い状況よりも、ある一定のルールを決め、話す場面を分かりやすく設定したほうが、話しやすい場合も多いです。

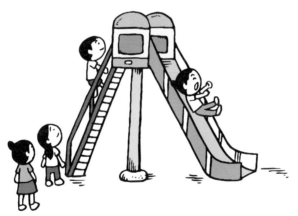

言語聴覚士が作った 思わず話したくなるイラストBOOK〜ことば・コミュニケーションを育む〜　「公園」から

子どもが一輪車に乗っている子に視線を向けたので、

Th 「女の子が一輪車に乗っているね」と言うと、子どもはうなずく。

隣のイラストを指さし

C しばらく考えたあと、「女の子が三輪車に乗っています」と表現する。
Th 「そうだね、女の子がキックボードに乗っているね」「怖そう！　○○ちゃんは、乗ったことある？」
C うなずく（隣で母が、乗ったことはないと首を振る）。
Th 「三輪車には乗ったことがあるのかな」
C 笑顔でうなずく。
Th 「キックボードには乗ってみたいのかな」
C 笑顔でうなずく。

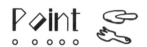

Point

　うなずいた表現に対して、すぐに「乗ったことはないでしょ！」と訂正せず、いろいろな可能性を伝えてみましょう。
　本人は、三輪車だと思っているので、「乗ったことがある」と思っているのかもしれません。
　また、「乗ったことがある」「乗ってみたい」という問いかけに対し、共にうなずいています。過去や未来の出来事を聞いているので、ことばの理解が難しく、とりあえず"うなずく"という表現なのかもしれませんが、その行為も肯定的に受け止めました。イラストに描かれている状況のみを伝える子どもには、願望や気持ちなどいろいろな表現方法を聞かせてあげるのも楽しいやりとりに繋がるでしょう。

まとめ

　絵カードを用い、「何をしているかな？」と聞くと2〜3語文発話が見られるお子さんです。常に、受け身的な関わりを好み、絵カードなどを提示されれば発話しますが、自発的な表出が乏しいため、少しでも自発的な表現ができればという保護者からのお話がありました。イラストBOOKの状況絵はシーンは限定されますが、その中に描かれているどのイラストに注目するかは自由です。子どもは、イラストを目の前にし、取り組み方に少し戸惑いがあったため、先にセラピストが話して、やり方のモデルを示しました。そうすることで、取り組みがスムーズになり、自分が話してみたいイラストを見つけて、表現しました。このように、やや受け身的な方には、自発的な表現を増やすための第一歩として、ある程度限定された中でやりとりをしていくのも表現力を豊かにする一つの方法となるでしょう。

解説

//

言語聴覚士　平野 千枝

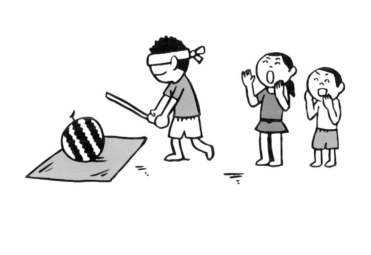

| 事例紹介
ケース
(1) | 興味があることを自由にたくさん
話したい幼稚園年長さんの女の子 | 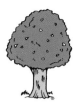 |

///

言語聴覚士 / 平野 千枝

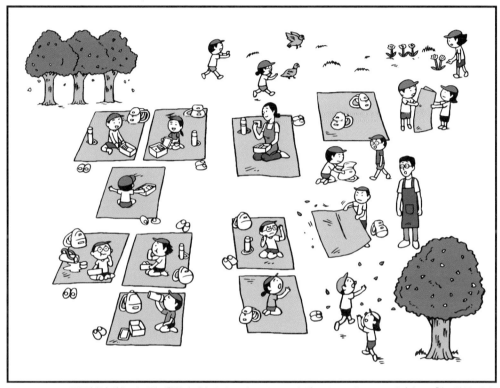

言語聴覚士が作った 思わず話したくなるイラスト BOOK 〜ことば・コミュニケーションを育む〜 「春の遠足」から

【 お子さんの情報 】

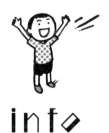

幼稚園年長さん　6歳

言語発達は4歳代　コミュニケーションに偏りあり。

info

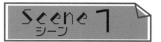 **「春の遠足」のページで手が止まりました。**
でもなかなか話しださず…

Th 「わあ、なんだろう。遠足かなあ」

C （しばらく黙ってから）「あけてる」 → お弁当箱を開けている子どもの絵

Th （子どもが見ている男の子の絵を指さして）「ほんとだ。何を開けてるんだろう？」

C 「ごはん　はこ」

Th 「そうだね。お弁当箱を開けてるね。お弁当、いっぱい入ってるね」

C 「ん」

Th 「それから？」

C 「たべてる。のんでる。たたんでる」と目についた絵を話す。

Th 「うんうん、そうだね。ご飯を食べたり、お茶を飲んだり、シートをたたんでいるね」（相槌を打ちながら、子どもが話す子どもの絵を指さす。）

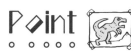

　なかなか話しださないので、セラピストから「遠足かな」とコメントしたところ、目についたイラストから話しだしました。〇ちゃんの単語での発信を2語文にしたり、語彙（ごはん　はこ）について「お弁当箱」と言い換えて聞かせました。また、次のお話が出ない時は「それから？」と促しました。

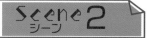 **「はと　つかまえるよ！」**
気になったポイントで話題を広げる

C 「はと　つかまえるよ！」（声色が変わる。）

Th 「え、はとを捕まえるの？」

C 「だってほら」と、はとを追いかけている子の絵を指さす。

Th 「うん」

C 「近くじゃん」

Th 「うん、メガネの子がはとの近くにいるね。つかまえようとしてるね。つかまるかなあ」

C 「つかまえるよ。はと好きなんじゃないの？　この子メガネしてるから、はとの研究家になりたいんじゃないの？」

Th 「そうかあ。この子ははとが好きなのかもしれないね。〇ちゃんははと、好き？」

C 「洗濯干してた時、はと、いたの」→イラストから子どもの自己経験に話題が変わりました。

Th 「え、○○ちゃんのおうちで、洗濯物を干していた時にはとがいたの？」

C 「そうだよ（ベランダの柵を示す身ぶりをしながら）こういうとこに乗っかってたの。あたしね、はと嫌いなの」

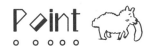

あまり乗り気でない様子で目についた絵を単語で話していましたが、はとを追いかけている子の絵に気付いて声色が変わりました。そこで○ちゃんが気になったポイントで話題を広げたところ、家のベランダにはとがいたことを思い出しました。

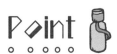 もし、○ちゃんだったらどうする？
子どもの言いたいことを想像して言語化する

Th 「あれ、この子どうしたんだろう」（と言いながら男の子の絵を指さす。）
C 「困ってる」
Th 「どうして困ってるのかな」
C 「あけられない？」
Th 「でもかばんは開いてるみたいだよ」
C 「ん」といってしばらく黙る。
Th 「もしかしたら、お弁当忘れちゃったのかなあ」
C 「じゃあどっか食べに行ったら？」

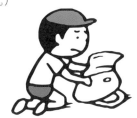

Point

もしかしたら、お弁当を忘れたのかもしれない、とセラピストが推測したことを伝えてみました。すると、○ちゃんから「食べに行ったら？」と、遠足という文脈からは少し外れた答えが返ってきたため、イラストの文脈に意識を戻しつつお話を進めてみます。

Th 「そうか〜。でもここにはお店がないね。○○ちゃんだったらどうする？」
C 「給食食べるよ。だって幼稚園で食べてるから」
Th 「そうか、幼稚園だったら給食があるもんね。でもここは（イラスト全体を示して）お外だから給食はないねえ」
C 「食べるお店あるから大丈夫だよ。だってね、出るところにお店あるよ」
Th 「お金はどうする？」
C 「でもね、先生と行くの」
Th 「なるほどね。先生になんて言う？」
C 「お金くださいっていうの。お金くーだーさいっていって食べてくるんだよ（笑）」
Th 「急にお金くださいって言ったら先生びっくりするかもよ」

Point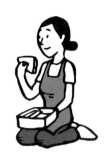

　楽しそうに話す〇ちゃんにつられて、話が逸脱しそうになりますが、一緒にイラストの先生を指さししながらお話ししました。すると〇ちゃんは、先生がお弁当を食べていることに気付いたようです。

- C （大笑いして）「じゃあさ、先生が分けてくれると思うよ」
- Th 「何を？」
- C 「いっぱいあるんだからさ」
- Th 「なんだろう、何をわけてくれるんだろう…お弁当かな？」（ちょっと誘導）
- C 「そう、おべんとう」
- Th 「なるほど！じゃあ、（と紙に1番、2番、と書きながら）1番めはお金を借りてお店で食べる。2番めは先生にお弁当を分けてもらう。〇ちゃんはどっちにする？」
- C （2番、のところを指さしてから）「お姉ちゃんもね、お弁当なかった時に先生に分けてもらったんだって。お姉ちゃんが幼稚園にいたころ」

Point

　子どもが黙ったり困ったりした時は、すぐに「もしかしたら～かな？」「なんだろう、～かな？」と子どもの言いたいことを想像して言語化し、表現の仕方を伝えます。
　また、「もし〇〇だったら、どうする？」という仮定のやりとりで出たアイデアは、1番、2番と紙に書いて示して選びやすくしました（〇ちゃんは文字が読めるため字で書きましたが、文字がわからない場合は簡単な絵を描くと良いと思います）。

まとめ

　〇ちゃんは、お話が好きなお子さんです。自分の興味があることを一方的にたくさんお話しすることが多く、自分でお話しするときも相手の話を聞く時も、気になったところに意識が集中し、話が断片的になる傾向があります。
　情報をまとめて話すことは苦手なため、1枚のイラストについてお話ししてみよう、と促されても、はじめは何を話したらよいのか分からない様子でした。まず目についた絵について単語を中心に話していました

が、はとを追いかける子どもの絵で表情や声の様子が変わり、洗濯物を干す時にベランダにはとがいたこと、はとは嫌いなことを伝えることができました。また、イラストの男の子の様子から「もしお弁当を忘れてしまったらどうする？」という仮定の話を展開したところ、〇ちゃんから「だったら食べに行けば？」というアイデアが出ました。それに対して大人は、〇ちゃんのことばを汲み取って理解し、そのうえでコメントを言いながらイラストの状況を改めて示しました。そこ

で〇ちゃんは先生やお弁当が描かれていることに気付き、お姉ちゃんの体験エピソードを思い出したようです。「もし〜だったら」のような正解がないテーマでし

たが、目の前にイラストがあることでお互いに話題を共有し、会話を広げることができました。

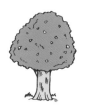

事例紹介
ケース
(2)

状況の説明をするのが苦手な
小学5年生の男の子

///

言語聴覚士 / 平野 千枝

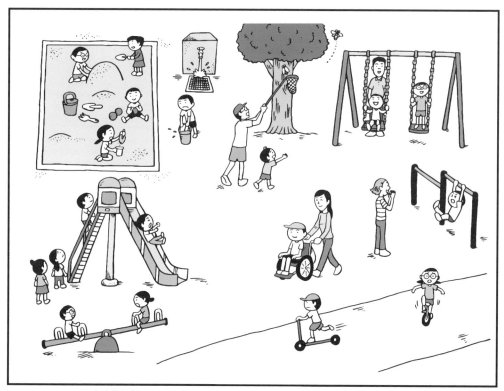

言語聴覚士が作った 思わず話したくなるイラスト BOOK 〜ことば・コミュニケーションを育む〜 「公園」から

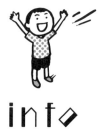

【 お子さんの情報 】

小学5年生　通常級に在籍。

自分の興味のあることをたくさん話す一方で、会話のキャッチボールが苦手など、コミュニケーションに偏りが見られる。

info

54

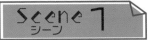

好きな絵の説明をしてね

Th 「お母さんと先生に絵を見せないようにして、好きなページのお話ししてくださいね。◆くんの話を聞いて、どんな絵かお母さんと一緒に当ててみるね」

C 「いっぱい子どもがいる」「砂場や遊ぶものがある」「多種多様な人がいて、小さい子が滑り台したり。鉄棒で逆上がり」「一輪車をしている人もいる」下のイラストのように、母とセラピストに絵を見せないで、説明する。

Th 「うんうん。あとは？」

C 「ブランコしている人もいる」

Th 「なるほど。子どもがいて、いろんな遊具で遊んでいるんだね。何人くらいいる？」

C 「大人は手で数えられる」（と、片手を見せる）

Th 「人人は5人くらいということかな」

C 「うん、まあ、そんくらい」

Th 「子どもは？」

C 「10人以上」

Th 「その場所はどこですか？」

C 「えと、公園？」

Th 「その場面の季節はいつですか？」

C 「夏？」

Th 「じゃあ、その絵は、夏の公園。ブランコや砂場があって、子どもがたくさん遊んでいるところかな」

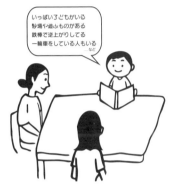

Point

　話し方の指定はせず、子どもにイラストを説明してもらいました。セラピストが質問を追加し、ある程度大枠を捉えたら、分かった情報をまとめました。

 　絵を見ながら3人で話そう

Th 「季節は夏って言ってたね。どうしてそう思ったの？」

C 「セミを捕ってる親子がいる。だから夏」

Th 「本当だ。セミがいる。なるほど」

C 「あ。でもこの人長袖着てる（1人長袖を着ている女性を指して）
じゃあ夏じゃない、か…」

Th 「そうか、この女の人が長袖を着ているね。だから夏じゃないと思ったんだね。
お母さんはどう思いますか？」

Mo 「うーん、でもセミがいるし、半袖の人が多いから。夏かなあ」

C 「でも、季節外れのセミかもしれないし、他の人たちが暑がりなのかも」

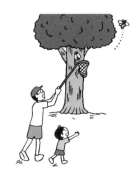

Th 「なるほど。逆に長袖の人が寒がりということもあるかしら。それから日焼けしたくない人は夏でも長袖着ている人もいるね」

C 「ああ、たしかに。腕とかアーム？（アームカバーのこと）してたり」

Mo 「そうそう」

C 「じゃあ、夏で」

Point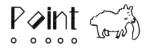

　独特な視点（長袖の人が1人いると夏ではないなど）は日常生活でも随所に見られます。それが正解か不正解かではなく、いろいろな意見があること、ものの見方は1つではないことを、母を含めた3人で確認し、プチグループセッションのようなやりとりをしました。

Scene3 シーン 　「水族館」も話してみよう

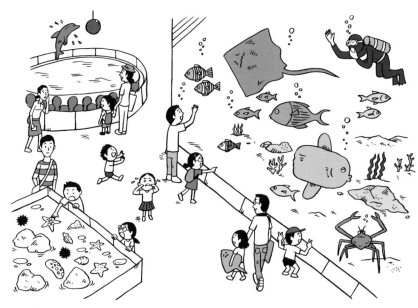

言語聴覚士が作った 思わず話したくなるイラスト BOOK ～ことば・コミュニケーションを育む～ 「水族館」から

Point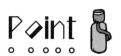

　説明は、目についた細かいところからではなく、はじめは「ここは○○（場所）です」「運動会の場面です」など、場所や場面の説明をすると分かりやすいことを伝え、ちょっとやってみるね、とセラピストが実際に見本を見せ、それを参考に2回目の説明をしてもらいました。◆くんが選んだのは、「水族館」です。

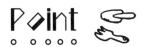

C「水族館だ。エイ、マンボウ、タカアシガニ、これは…この流線形の魚体は…」

Th「うん、いっぱい魚がいる水族館なんだね。では、どんな水族館か教えてください」

C「はい。ここは、水族館です。巨大水槽と、あとは触れ合い？　ヒトデとか巻き貝に触れるブースがあって、イルカのショーもあります」

Th「なるほど、どんなところかわかりやすい！　大きい水族館なんだね」

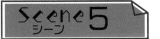

　大好きな水族館なので、思わず自分の興味があることから話を始めたくなりましたが、相手に分かりやすく伝える練習を継続してもらい、まずどんな場所か、どんなものがあるかを説明してもらいました。

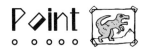

（一緒にイラストを見ながら）

Th「ああ、本当だ。巨大水槽の前に通路があって、そこにいろんな子どもがいるんだね。女の子が泣いている。どうしたんだろう」

C「迷子？　迷子かなあ。ちがう、怖くて泣いてるのかも。水族館って暗いから」

Th「なるほど。怖がって泣いているのかもね」

Mo「本当だ、1人で泣いてる。お母さんは、迷子かなと思った。近くに親がいないから」

C「後ろにお母さんみたいな人がいるけど。でも、女の子のお母さんじゃないと思う」

Th「どうしてそう思うの？」

C「この角度からして、女の子のこと見えてるはずだから。探してたら分かるから」

Mo「でもお母さんは女の子のほうを見ていないよ」（と視線を確認）

C「本当だ。でも、人があまりいないし、見えるんじゃないかなあ。それか財布を落として探しているのかも」

Mo「この走っている男の子を注意しようとしているのかもしれないね」

C「確かに。"あら、こまったわ"って顔なんじゃない？」

Th「お母さんの表情によく気づいたね。たしかに困っている顔に見える！」

　人物の表情について、自発的に言語化してくれたことをフィードバックします。

Th 「この絵だけだと、女の子を探しているのか男の子を注意しようとしているのか、もしかしたらお財布を
探しているのか分からないけど、何かこまっているね」

C 「うん。なんかこまってる。僕は財布だと思うけど」

Point

水族館の場面でも、泣いている女の子は迷子なのか怖かったからなのか、後ろで不安そうにしている女性はこの子の母なのか、違うのか、3人で話しました。

親御さんにとっては、子どもの考え方や捉え方を具体的に知ってそれを受け止める練習になり、そして子どもは自分の考えを否定されずに、親御さんや大人に受け止めてもらう経験ができます。

まとめ

◆くんは、4コマ漫画のように絵を並べ、並べた絵を見ながら順番に説明することは上手になってきましたが、1枚の状況絵から話題を取捨選択し、順序だてて相手に分かりやすく説明することが苦手です。状況をわかりやすく説明するためには、情報を正しく読み取る力を養うことも大切ですが、まずは自分の考えを否定されずに安心して話せる経験をしてもらいました。そうすることで、他の人の観察ポイントや考え方に耳を傾けることができるのではないかと思います。

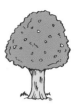

事例紹介ケース（3）

イラストを見て自分が経験したこと、言いたかったことをお話できた年長さんの男の子

言語聴覚士 / 平野　千枝

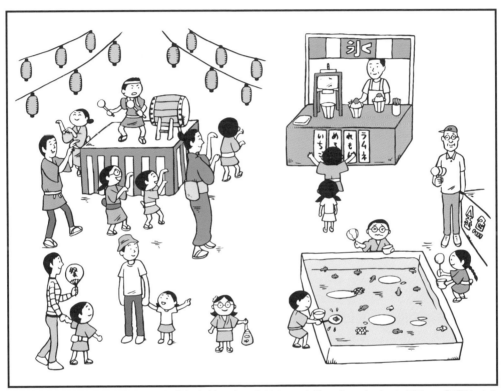

言語聴覚士が作った 思わず話したくなるイラスト BOOK ～ことば・コミュニケーションを育む～ 「夏祭り」から

【 お子さんの情報 】

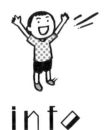

info

幼稚園年長さん

分かることは増えてきたけれど、言えることは2～3語連鎖の短い文が主。
おしゃべりは好きだけど、言いたいことを思い出すことやまとめることが難しい。

Scene 1　"ナツマツリ"？　なに？

Th 「私、日曜日にね、夏祭りに行ったんだ」

C 「ナツマツリ？　なに？」

Th イラスト BOOK の「夏祭り」のページを開いて「夏祭りって、こんなの」

C 「あ！　やったことある！」と金魚すくいを指さす。

Point

　「夏祭り」ということばだけでは思い出せませんでしたが、イラストを見ることで、夏祭りの雰囲気と、自分が経験した「金魚すくい」を思い出しました。

Scene 2　金魚すくいをしたよ！

C 「これ、とる」＋金魚をすくう身ぶりをして、絵を指さす。

Th 「これ、取ったんだ」子どもと同じ身ぶりをして、「何を取ったの？」

C 答えず黙っている。

Th 「私も金魚取ったことあるよ。△くんは？」　←（「金魚」の教示）

C 「金魚」「いっぱーい」＋大きく手を広げる。

Th 「いっぱーい（と同じく大きく手を広げる）金魚を取ったんだね。すごいねえ。その金魚、どうしたの？」

C 「おうち」「1こも2こも死んじゃって」「ざーんねん（残念）」

Th 「そうかー。金魚、おうちに持って帰ったけど、死んじゃったんだ。残念だったね」

C 「先生の金魚は？」　←（「金魚」の自発的な使用と相手への質問）

Th 「わあ、聞いてくれてありがとう。先生の金魚はね、まだ元気だよ。今はこんなに（手で大きさを表して）大きいよ」

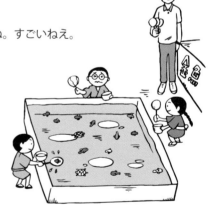

Point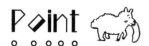

　「金魚」が思い出せなかったので、「私も金魚取ったことあるよ」と会話の中で教示したところ、会話が自然に続きました。そして子どもの単語と身ぶりを伴わせた表現を、一緒に身ぶりをしながら短い文章にして返しました。会話を進めるうちに、子どもから「先生の金魚は？」と相手に質問をすることができたので、「聞いてくれてうれしい」という気持ちを伝えました。

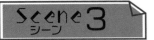

C 「これ、なに？」かき氷の屋台を指さす。

Th 「かき氷だね。かき氷は好き？」

C 「うん」

Th 「私も好き。おいしいよね。△くんはお祭りで何を食べたい？」

C 「あれ。あの、バナナの、くろ」

Th 「もしかして、チョコバナナかな」と絵を描く。

C 「そうそう！」 絵を指さして「チョコいっぱい」

Th 「ああ、いいねえ。私もチョコバナナ食べたいなあ。

　　私が夏祭りで食べたのはね…焼きそば！」と言いながら絵を描く。

C 「△くんも、焼きそば好き」

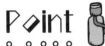

　絵に描かれていないことは付箋に簡単に絵を描きました。あまり上手でなくても、簡単な絵を見ながら話すと、話題を共有しやすく、話しやすくなります。

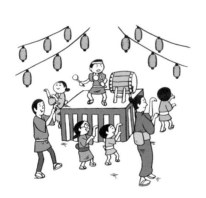

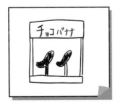

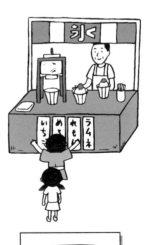

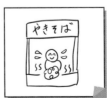

付箋に絵を描くと話題を共有しやすくなります。

まとめ

　非現前事象の会話は続きにくい子どもです。「どうやって来た？」「誰と来た？」「お昼ご飯は何を食べた？」などの質問応答は、ことばだけでのやりとりは難しいため、答えを絵の中から選んだりセラピストが描いた絵を手がかりに答える現前事象でのやりとりを広げてきました。その後、徐々に非現前で答えられるようになってきました。

　母から話を聴いたところによると、実際に△くんが金魚すくいをしたのは、3年前の夏だったそうです。△くんが3歳頃のことですが、話していた内容（2匹の金魚をすくって家に持って帰ったけれど死んでしまった）は実際にあった出来事とのことでした。そのころ、△くんは発語がほとんどなく、金魚がいなくなっても特に大きく反応した記憶がなかったそうですが、今回、金魚が死んでしまったことを覚えていて、「ざーんねん」と言っていたことに、母は驚いていました。

　非現前事象を現前事象にすることで、自分が経験したこと、言いたかったことを中心にやりとりが広げられると実感したケースです。

※非現前事象について
　非現前事象とは、目の前に話題の対象がない状態のことです。例えば、目の前のおやつを見ながら「今日のおやつは何？」と聞かれて「ケーキ」と答えるのは、目の前に話題の対象がある「現前事象」ですが、夜遅く帰ってきたお父さんに「今日のおやつは何だった？」と聞かれて目の前にない「ケーキ」と答えるのは「非現前事象」になります。

解説

///

言語聴覚士　坂崎 弘幸

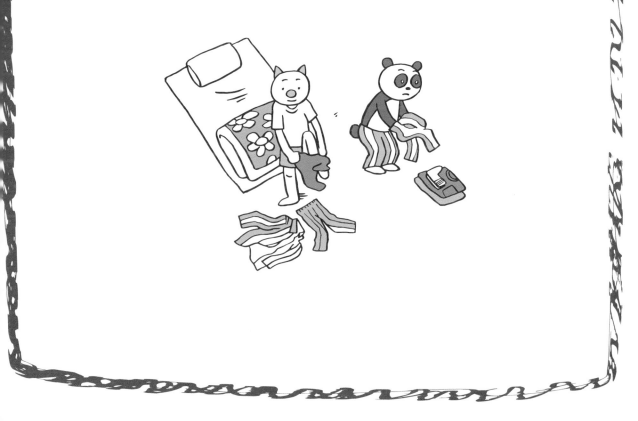

ことばが伸びてきたけれど自分からの発話は少ない保育園年長の男の子

―ゲーム感覚のやりとりでお子さんのコミュニケーションを促進する―

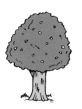

言語聴覚士 / 坂崎 弘幸

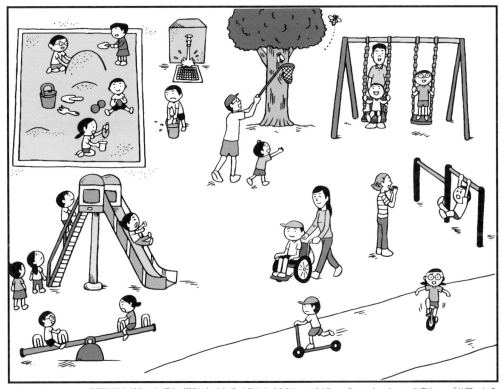

言語聴覚士が作った 思わず話したくなるイラスト BOOK 〜ことば・コミュニケーションを育む〜 「公園」から

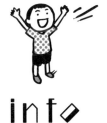

【 お子さんの情報 】

5歳後半児。言語検査では年齢相応の点数だが、自分の気持ちや考えを表現するのが苦手。

【 場面補足説明 】

出題役が3つのヒントを言い、回答役が絵の中のどの人物の説明をしているのかを当てるゲームを行っている場面。

セラピストと子どもが2人で出題役チームとなり、母が回答役となる（出題ごとに役割交代しても良い）。

Scene 1 シーン　出題役チーム（セラピスト＋子ども）の作戦会議

Th 「どのページにしよう？」「どの子にする？」（母に見えないように指差しで相談する。）

C 公園のページ、バケツに砂を入れている女の子を指さす。

Point

　なかなか選べない場合は子どもがよく経験しそうな状況の場面を優先的に1つずつ提示して Yes ／ No 反応などで決めていきます。その際に子どもの言語力ではヒントを出しにくそうな絵がある場合はその絵を除いて尋ねていきます。

　積極的に選びたがる子どもの場合は本自体を渡しても良いかもしれません。ただし、自分では表現できなさそうな絵を選びたがる子どもの場合にはこちらが選択肢を提示したほうが良いでしょう。

Scene 2 シーン　出題:ヒント①:セラピスト→ヒント②:子ども→ヒント③:セラピスト

Th 「じゃあ、先生からいくね」「ヒント1。砂場にいます」「ヒント2・・・（子どもにマイクを向けるジェスチャをして発話を促す）」

C 「手に持ってる」

Mo 「何を手に持ってるの？」

C 「…う〜ん、なんだっけ…」

Mo 「スコップを持ってる？　泥団子を持ってる？」

Point

　不十分なヒントには『何が足りない情報なのか』が分かりやすいように質問します。それでもうまく答えられない時は選択肢を出すことで表現のモデルを示すと良いでしょう。

　今回は回答役の母が表現を促す質問をしてくれました。ただし、セラピストとのセッションに慣れていない母だとどのように質問すれば良いのか、あるいは質問自体しても良いのか悩むケースも多いので、セラピストが「そうそう、手に持ってるよね〜。これの名前なんだっけ？」と子どものチームメイトとして質問し、あとで母に発言の意図を解説します。

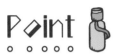

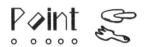

Scene 3 シーン3

C 「スコップを持ってます」

Mo 「なるほど、スコップ持ってるのか〜」

「…（探すふり）、どれかな…。あれ、スコップ持ってるのは2人いるな〜。どっちかな〜」

Point

適切な表現には相槌を打つように復唱して、「ちゃんと伝わったよ」というフィードバックを伝えられると良いでしょう。

大人側が考えていることも積極的に言葉にして、「考え」を表現するモデルを示せると良いでしょう。その際には可能な限り子どもが現在使えそうな語彙や文の長さで表現するのがポイントです。

Scene 4 シーン4 「ちゃんと伝わっているよ」のフィードバック

Th 「ヒント3。バケツに砂を入れています」

Mo 「砂場で、スコップを持って、バケツに砂を入れてる子、これだ！」

C 「ピンポーン」

Point

母がヒントとして伝わった内容を要約して表現しています。その際に文があまり長すぎないように長くても3文節程度で区切っていますが、これは子どもの普段の発話が2〜3文節前後であることが多いためです。

子どもの発言を要約して返してあげることは、言葉で伝えることにあまり自信がない子どもにとって「ちゃんと伝わった！」という達成感を得られて自信につながります。一方で、おしゃべり好きだけれど相手に伝わったのか気にしない子には「相手にどう伝わっているのか」をフィードバックすることになりますし、ワーキングメモリーに弱さがあり自分が話した内容をあまり覚えていない子どもには「自分がどんな話をしたか」をフィードバックしてあげることにもなります。

あえて誤答をして、追加の説明を引き出す

[Th]「じゃあ、次はどの子にしよう？」（母に見えないように指差しで相談する）
「次はきいちゃん（子どもの名前）からどうぞ」「ヒント1〜（子どもにマイクを向けるジェスチャをする）」

[C]「笑ってる」

[Mo]「笑ってる子？　どれかな〜。いっぱいいるな〜」

[Th]「ヒント2。セミを捕まえようとしています」

[C]「ヒント3。帽子かぶってます」

[Mo]「笑ってて、セミを捕まえようとしてて、帽子をかぶっているのは〜、この子！」（セミに向かって手を広げている男の子の絵）

[C]「ぶっぶ〜」

[Th]「正解の人とはどこが違う？」

[C]「この子は帽子かぶってないよ」

[Th]「そうだね〜、帽子かぶってる人だよね。他にもヒントある？」

Point

　自分の伝えたい内容がうまく伝わらなかった時に「追加の説明をすることで正しく伝わるようにする」練習をしています。

自分の経験を言語化できた！

[C]「網で捕まえようとしてるよ」

[Mo]「虫取り網で捕まえようとしてるんだ。じゃあ、こっちだ」（虫取り網を持っているお父さんの絵）

[C]「ピンポーン」「ぼく、セミ捕まえたよ」

[Th]「セミ捕まえたの？　すご〜い！　どこで捕まえたの？」

[C]「じいじの家で捕まえた」

[Mo]「そうそう、よく覚えてたね〜。じいじの家の網戸にとまってたんだよね。でも虫取り網がなかったんだよね？」

Point

　絵から自分の経験を思い出して話し始めたので、そこから表現を広げていきます。この子どもの場合は自分から経験したことを話し始めることが少ないため、文法として表現を広げること以上に、どんどん褒めて『自分から話すことへの喜び』を強化していくことを優先しています。

C 「虫取り網ないから手で捕まえた」

Th 「すごい！　手でつかまえたの？　怖くなかった？」

C 「怖くないよ」

Th 「すごいね～。先生はセミ怖いんだ～。ほら、これみたいにおしっこかけてくるからさ～」逃げていくセミの絵を指さす。

C 「おしっこ出さなかったよ」

Point

　大人側が出来事のような「事実」だけでなく「気持ち」や「その理由」を積極的に表現して、感情や理由などを表現するモデルを示しています。

Point

　ゆっくりだったことばの発達が進み、日常生活で言われていることは理解できたり一問一答のような答えのあるやりとりでは十分表現できたりしていても、自分の考えや気持ちはうまく表現できない場合があります。原因はさまざまですが、語彙の数や使える文法能力は年齢相応でも『談話』と呼ばれるレベルではことばが年齢に追い付いていない場合があります。この場合、言語検査などの点数は年齢相応となるため『言語訓練は卒業』となってしまうことも多くありますが、子ども自身はうまく自分の思いを伝えられず困っていることも少なくありません（正確には少し異なりますが、「英語のペーパーテストの成績が良いこと」と「英語でのコミュニケーションや表現が上手」であることは一致しないことをイメージしてもらうとわかりやすいかもしれません）。このような場合はやはりことばの発達の後押しが必要となります。

まとめ

　このケースでは、セラピストはほぼサポート役であり、メインは母となっています。家ではセラピストの役を父が行うなど、両親で役割分担して行えると良いでしょう。筆者は[段階①]子どもとセラピストが出題役チームで行いフォローも主にセラピストが行う、[段階②]父と保護者が出題役チームとなりセラピストは"回答役が行うフォローのやり方"を保護者に例示する、[段階③]父とセラピストが出題役チームとなり主なフォローは保護者にお願いする、の順に進めていくことが多いです。

　クイズの出題役を大人とチームになって行う利点として、①子どもの表現が不十分でも大人が出すヒントがフォローとなり多くの場合は回答役が正答できるため「伝わった！」という達成感を得やすい、②『同じ

内容（イメージ）』を伝えようとしている他者（＝チームの相方）の表現モデルを学ぶことができる、ということがあります。特に②に関して、通常の１対１でのクイズ形式では大人が表現のモデルをたくさん示しても、子ども自身が出題する内容と異なるためあまり学習効果が出ないことが時々あります。今回のように同じ絵について共同で表現する場合、“伝えたい内容”を共有した状態で大人の表現モデルをたくさん示すことができます。

補足

　コミュニケーションでは相手と同じものに視線を向ける“共同注視”がとても重要ですが、最近増えているオンラインでの言語訓練では共同注視の成立が難しい場合も多いです。しかし、選択肢の中からお互いにクイズを出す形式ではむしろ相手の視線がわからないほうがゲームとしては成立します。筆者もオンラインでの言語訓練を行いますが、お子さんが同じ本を持っている場合によく「○ページから問題出すよ」などとページ指定して課題に取り入れています。

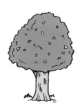

| 事例紹介
ケース
（2） | 発話は多いけれど非現前の話題だと会話
がかみ合いにくい幼稚園年長の男の子 |

///

言語聴覚士 / 坂崎 弘幸

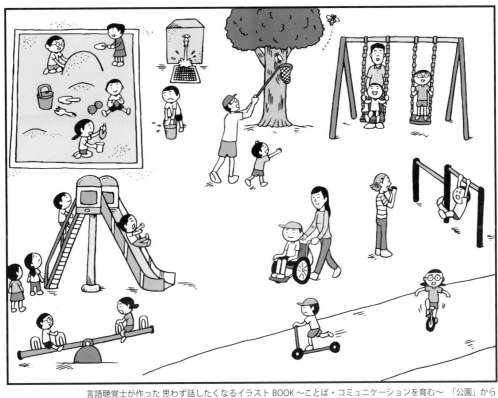

言語聴覚士が作った 思わず話したくなるイラスト BOOK 〜ことば・コミュニケーションを育む〜 「公園」から

【 お子さんの情報 】

5歳後半男児。自分が考えていることはことばで話してくれるが、相手から振られた話題にはあまり応じない。言語聴覚士とは初対面。

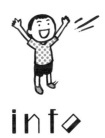

info

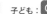

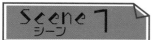 非現前の話題だとお話が続きにくい

///

Th 「○○くんはいつもお母さんとどんなことして遊ぶの？」

C 「ん～…」

Mo 「公園とか行くよね～」

C 「公園？」

Th 「へ～！　公園好きなんだね～！　公園で何するのが好き？」

C 「ん～？　おなかすいた。ごはん食べたい」

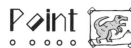

○ ○ ○ ○ ○

　初対面で緊張して会話が続かない子どももいますが、中には相手から言われた内容を具体的にイメージできなくて応じられない子どももいます（「ことばの意味」はわかっても「具体的な内容」をイメージできていない）。そのような子どもの場合、目の前にないこと（非現前）を話題にすると、返事が返ってこなかったり、自分がイメージしている別の内容に話題が逸れていったりします。

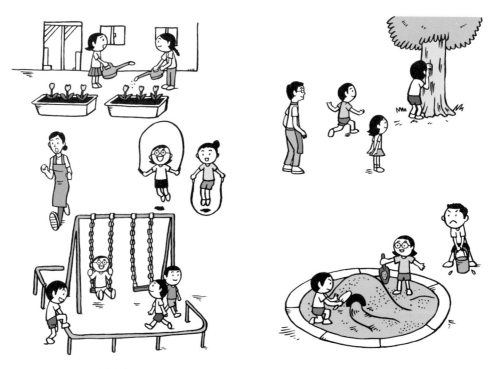

言語聴覚士が作った 思わず話したくなるイラスト BOOK ～ことば・コミュニケーションを育む～　「園庭遊び」から

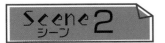 **絵があるとイメージしやすいね**

（公園のイラストのページを開く）

Th 「公園っていろんなものがあるよね〜。先生は滑り台が好きだな〜」

C 「公園！ 好きだよ。うわ！ めっちゃある！」

Th 「めっちゃ遊具があるね〜」

C 指さしながら「滑り台！ ぶらんこ！ ん〜と、これは…（シーソーを見ている）」

Th 「これね〜、何だっけ〜？ お母さん、これの名前って何だっけ？」（あえて「大人同士の会話で使う敬語」
　ではなく「対象のお子さんが母親に質問するときの表現」を使用する。）

Mo 「それ、シーソーだよ」

C 「シーソー！」

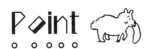

　この子どもの場合、はじめは言語聴覚士からの問いかけに内容がイメージできなくて応じられていなかったもの
の、相手と話したくないわけではないのでイラストでイメージを助けてあげると急に話しだしてくれました。
表現が足りないところは補足しつつ相槌を打つように復唱して返しています（セラピスト：「めっちゃ遊具があ
るね〜」の部分）。

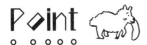

　子ども自身が興味を持っている遊具の名称がわからなかった時、言語聴覚士が名称を教えても良いのですが、
「知りたいことをだれかに質問する方法」のモデルを見せるのも良いと考えて、あえて母に質問しています。
　保護者には事前に言語聴覚士がこういう聞き方を保護者にする際は「質問の仕方のモデルを示すことが目的」
と解説しておきます。そうしないと、保護者としては子どもに「ヒント」を出したくなることが多いかと思いま
す（例：「"し"から始まるやつだよ」「この前やったやつだよ」など）。語想起を伸ばしたいのであればヒントを
出すのも良いかもしれませんが、「わからない時は人に尋ねる行動」を強化したい場合には、「聞いたほうがスッ
キリすること」を経験してもらいたいので、質問に対する回答をまずは答えてもらっています。

Th 「砂場も楽しいよね〜。先生はトンネルを掘ったことあるよ」

C 「砂場は…したことない」「砂場は夢だ」

Th 「今度、砂場をしてみたいって」こと？

C 「そうそう。してみたいってこと」

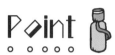

Point

　子どもの表現がよく分からないものの、ある程度予測できる場合は「〜ってこと？」と適切な表現でモデルを示すことはよくあります。また、あえて「〜ってこと、それとも〜ってこと？」と選択肢を示すと、「〜ってことだよ」と適切な表現を子どもが模倣できるチャンスを作ることができます。

Scene シーン 4　「めくる楽しさ」も本の醍醐味です

C 何気なくページをめくりだし、他のページにもイラストがあることに気付く。
　　どんどんめくっていき「いっぱいあるよ」（園庭のページ）「ここにも公園ある！」

Th 「ほんとだ〜！同じ遊具もあるけど、違うのもあるね」

C どんどんめくっていく「1、2、…」

Th 「じゃあ、何枚あるか数えてみようか」

C 「うん」

Th 「せーの」

C Th 「い〜ち、に〜ぃ、さ〜ん、…（略）…、じゅうきゅう、…」

C 「えっと…じゅう…ちがう、にじゅうだ！」

Th 「すご〜い！そうだね、20だね」

C 「千まで数えられるんだよ！」

Th 「千まで？　さすが〜！」

C 「21、22、…（略）…、32、あ、水族館！　これ前あったやつ！」

Th 「前、水族館行ったの？」

C 「ちがう。これ！」（表紙を指す）

Th 「あ〜！　本当だ！『表紙』と一緒だね。よく覚えてたね〜」
　　「先生は水族館好きなんだよね〜。イルカ見たい！」

C 「イルカ…」（あまり興味なさそう）

Th 「あれ、これ何枚目だっけ？」

C 「え…」

Th 「わかんなくなっちゃったね」

C 「もう1回数える！」

補足：ページ数を数え終わったら、動物園での思い出を楽しそうに語りだしてくれました。

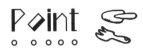

1つのイラストからいろいろな表現へと広げることも大切ですが、この子どもには同じ話題を相手と共有する楽しさを学んでほしいと思い、『1つのイラスト』にこだわらず本人が興味を向けた『本（ページがたくさん集まった物体）』として一緒にページを数える遊びに移行しました。途中で水族館のイラストに興味を示したためそこから話題を広げても良いですし、一通りすべてのイラストを確認して本人が一番興味を持つイラストを選ぶことも良いでしょう。このお子さんは、水族館のイラストは表紙と同じことには興味を持っていましたが、水の中の生き物など水族館自体にはあまり反応しなかったので、後者の方法を選択してみました。

まとめ

子どもは『相手の言っていることばの意味』は理解できても、『相手が伝えたい内容をしっかりイメージすること』はできていないことがあります。（例えば、私たちも「もしもの時の備えは大事だよ」と言われた時、言われている「言葉の意味」は分かっても「どういう備えがどのように大事なのか」はあまり具体的にイメージしにくく、実際その時にならないと実感できないことが多いです。でも、言った側としては「だから言ったのに！」という思いでしょう。）

特に就学前の子どもで大人と同じような表現を行えるようになった時期には『ことば（語彙の表面的な知識）としての理解』と『内容（具体的なイメージ）としての理解』には差が生じやすいです（大人との言語表現力の差は縮まっても、経験値の差は急に埋まらないため、大人の「これくらいで伝わるだろう」が実は通じていない）。普段だったらわかることが、慣れない場所（＝状況判断のためのヒントが少ない）では理解できなことも多々あります。そのような時は、話題に関連したイラストがあるだけでも格段に子どもに通じやすくなります。一人ひとりの子どもと丁寧に接することが大事です。

事例紹介 ケース (3)

お話し好きな吃音の保育園年中の女の子

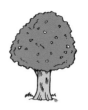

言語聴覚士 / 坂崎 弘幸

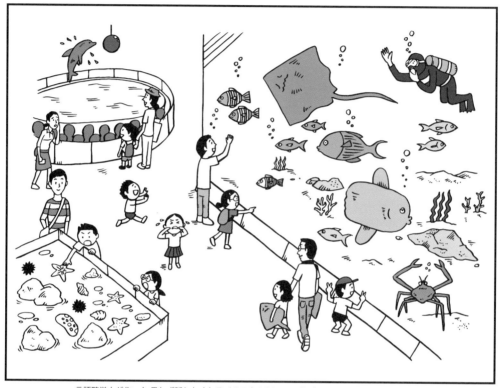

言語聴覚士が作った 思わず話したくなるイラスト BOOK ～ことば・コミュニケーションを育む～ 「水族館」から

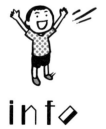

info

【 お子さんの情報 】

4歳後半女児。ことばの遅れはなし。軽度吃音（p.80 補足説明①参照）
やや一方的な発話が多い。

リッカムプログラムにて吃音のトレーニングを行っている（p.80 補足説明②参照）。

【 用意するもの 】

付録にある「○○さん人形」をラミネート
加工して使用。

自由に使えるように机上に置いておく。

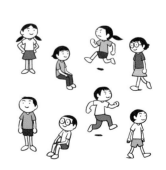

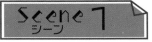 **アドリブでお話づくり**

Th「先生ね〜、これでお話作れるんだ〜」

　ラミネートされた女の子の「○○さん人形」を使い

Th「ある日、こっちゃんがお散歩をしていると、水族館を見つけました〜。そして…」（お話をイメージしやすいようにラミネートの人形をお子さんに見立て、「○○さん人形」をお子さんの名前で呼んで話を作り始める。）

C　自らお話づくりに参加する。「そして、水族館に入ると、大きな魚が泳いでいました」

Th（褒める）「こっちゃんが大きな魚を見ていると…」

C　セラピストのお話の途中に割り込む。「こっちゃんが大きな魚をみていると、他の魚たちは逃げて行ってしまいました」

Th（褒める）（流暢な発話ができた時に褒めるのはリッカムプログラムの手法の1つです。p.80 補足説明②参照）

　誰かがお話をしている際に割り込んで話し始めることは、会話のルールとしても吃音の訓練としてもあまり望ましくはありません。しかし、ここで子どもがセラピストの話の途中で割り込んで話し始めた際、「自分が常にしゃべりたいから割り込んだ」というよりも「セラピストの話を聞くことで思いついたストーリーを忘れないうちについ話したくなった」と判断し、その欲求を邪魔しないようにターンを譲りました。セッション開始直後であるため、特に子どものモチベーションを高めることを優先しました。

Scene2 シーン　一緒にお話を作る楽しさを味わおう

C「こ、こ、こっちゃんは1日中探しましたが、なかなか見つかりませんでした」

Th「じゃあ、先生も〜。こっちゃんは1日中魚を探しましたが、なかなか見つからないのでイルカのプールを見に行くことにしました」

　話したいストーリーをある程度言い終えたタイミングで、ターンテイクや「相手も話したいんだ」ということを意識できるように「先生も〜（話したい）」とターンの交代を要求しました。

Scene 3 シーン3 没頭しすぎに要注意

- © 「イルカのプールではイルカがジャンプしていました」
- Th （褒める）「そして（別の男の子と女の子の「○○さん人形」を使い）まーくんとあやちゃんも遊びにきました」（「まーくん」と「あやちゃん」は架空の人物）
- © 「あやちゃんは、『どうしたの？　こっちゃん、どうしたの？』『あ、あ、あたし、小さい魚を探してるの。小さい魚見なかった？』『見たわよ。こっちだよ〜』（「○○さん人形」を2人歩かせて探しに行く真似）『ほら、むこうにいるよ〜』」
- Th 「と・こ・ろ・が！」（低くゆっくりやや大きな声で）
- © 「ところが？」　少し驚いた顔
- Th 「まーくんの帽子が…水に落ちてしまいました〜！」（先ほどの緊張をほぐすように笑顔で）

Point

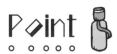

　子どもがストーリーに没頭し1人の世界に入り込んでしまい始めたことを察知し、「と・こ・ろ・が！」を使って子どもの注意を引きつつストーリーの転換を図りました。自分の世界に没頭してお話作りを楽しむこと自体は悪いことではありませんが、このシーンでは会話のキャッチボール（ターンテイク）を成立させながら会話することに重点を置いています。

Scene 4 シーン4 イラストにないものもお話ししたい

- © 「『あ！あたしたちで拾おう』『よいしょ…よいしょ、と…』」
- Th 「帽子を拾ってもらったまーくんは、お礼にきれいな貝を探しに行くことにしました」
- © 「すると、むこうに大きな貝がいました。」
  セラピストに向かって「…ねぇ、他の貝ない？」
- Th 「え、あるかな？（部屋の中を探す）どんな貝が良い？」
- © 「あ、あ、青と、… 青と黄色のこういう貝（手で2枚貝の形）ない？」
- Th 「これでどうかな？」付箋に貝を書いて本に乗せる。

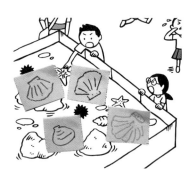

Point

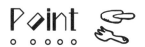

　絵に描かれていないものは即席で紙に書いて登場させても良いですし、他のミニチュア玩具などを持ってきて登場させても良いですね。イラストはお話のきっかけなので、イラストBOOK以外のものも筆者はどんどん使います。

C 「すると、と・こ・ろ・が！」

Th （驚いた表情で動きを止める）

C （別の「○○さん人形」を使って）「ゆいちゃんが大スピードで取りに来ました～！」

Th （褒める）「うわ！　"猛"スピードで貝を取りに来た～！」（ノリノリで）

Point

　セラピストが使った「と・こ・ろ・が！」を、やや強引ではありますが文章に入れています。この「自分もその表現を使ってみたい」という気持ちを大切にし、セラピストが少しだけノリノリで大袈裟に反応することで表現を使ったことへの達成感を感じられることを願いました。子どもが使った表現をさらにセラピストが模倣し返すことで会話の楽しさが広がっていくと思います。

Point

　子どもが「大スピード」と誤った表現はさりげなく復唱する形式で「猛スピードで貝を取りに来た～！」と正しいモデルを示しています。

まとめ

　吃音の子どもの場合、一般的に長い文章で表現したり、一方的で速い話題展開で話そうとすると吃音症状が出やすくなります。そのため、トレーニングの時間中に流暢な発話を促すためには「短く、簡単で、端的な表現」「一方的にならずに会話のキャッチボール（ターンテイク）を楽しむこと」を誘導する必要があります。一方で子どもの「話したい！」という欲求を阻害しないことも大切です。一般的な言語訓練では子どもの発話をどんどん広げていくことが多いのに対し、リッカムプログラムによるレッスンでは場合によって発話を広げ過ぎないように誘導しつつ、かつ会話の楽しさは損なわないことが必要な場面もあります。

　このような工夫は吃音のない子どもでも、一方的な発話が多い子どもには必要な場合があるかと思います。交互に自由にアイディアを出し合いながらストーリーを作っていくやりとりは、相手との共同作業です。会話のキャッチボールをすることで1つのストーリーを作り出す楽しさは、「言いたいことを言うのが楽しい」段階から「相手と会話することが楽しい」段階へと発展することを促してくれるでしょう。

補足説明①

●吃音

　言いたいことばは決まっているのに「お、お、お、おかあさん（語頭や語の一部をくり返す）」「おーーーやつちょうだい（ひきのばす）」「・・・・おなかすいた（すぐに音が出ない）」などのようにスムーズに話せない症状のことです（一般的に「どもる」と表現されることもあります）。

補足説明②

●リッカムプログラム（Lidcombe Program）

　オーストラリアで開発された主に6歳までの未就学前児を対象とした吃音に対するプログラムです。プログラムでは保護者と子どもが楽しく会話をする毎朝の練習タイムの中で、子どもの発話に対して保護者が声かけなど（このケースでは流暢な発話を褒めている箇所が該当）をすることで子どもの発話の流暢性を促進します。訓練効果は高いと言われていますが、誤った方法で行うと吃音を悪化させてしまう可能性もあるとも考えられ、リッカムプログラムを行いたい場合は必ず指導者講習を受けた専門家の指導のもとに行いましょう。

第3章

イラスト

//

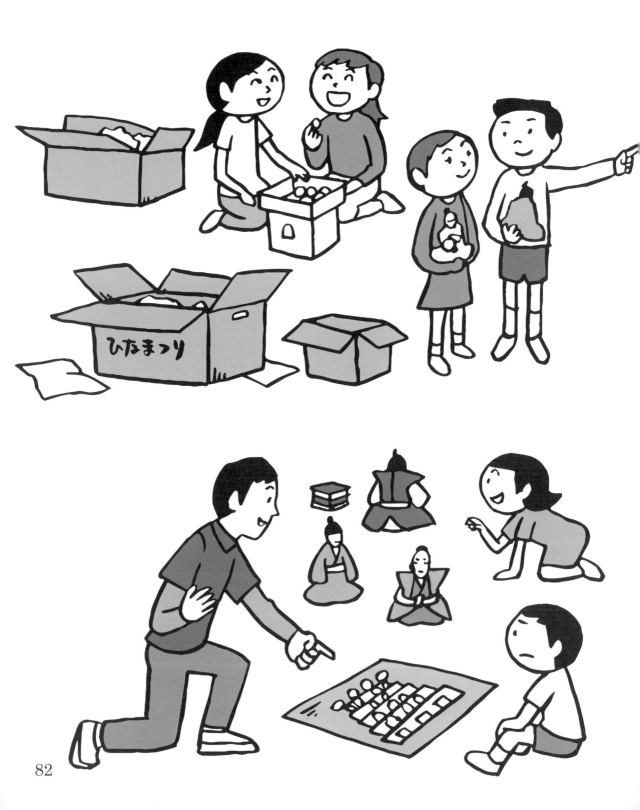

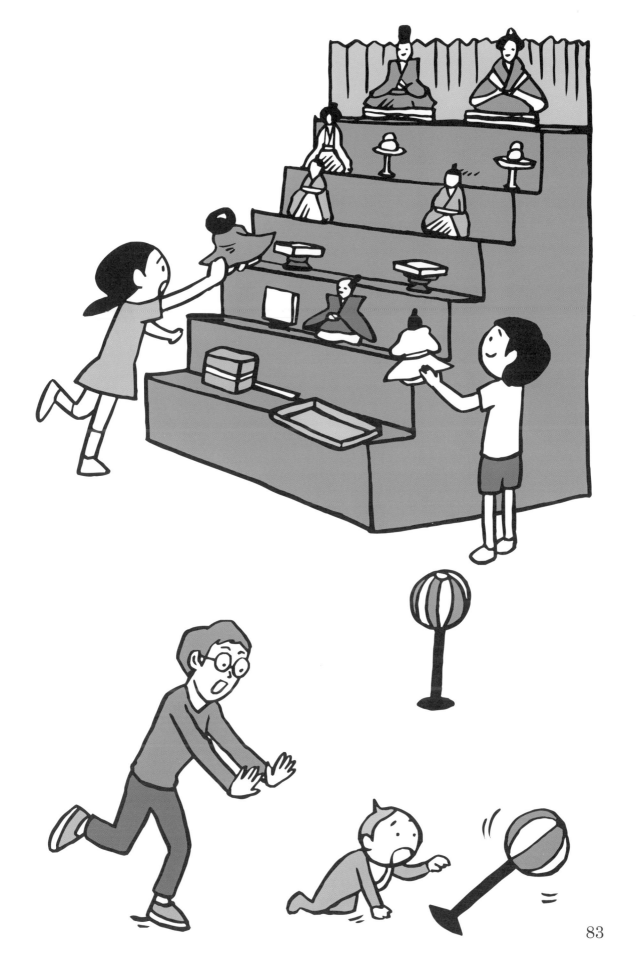

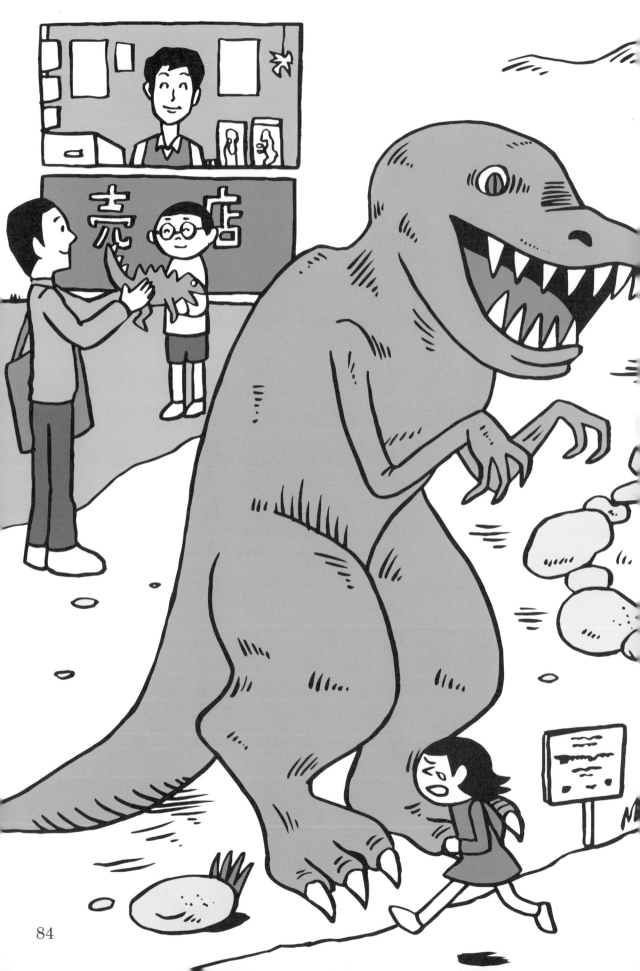

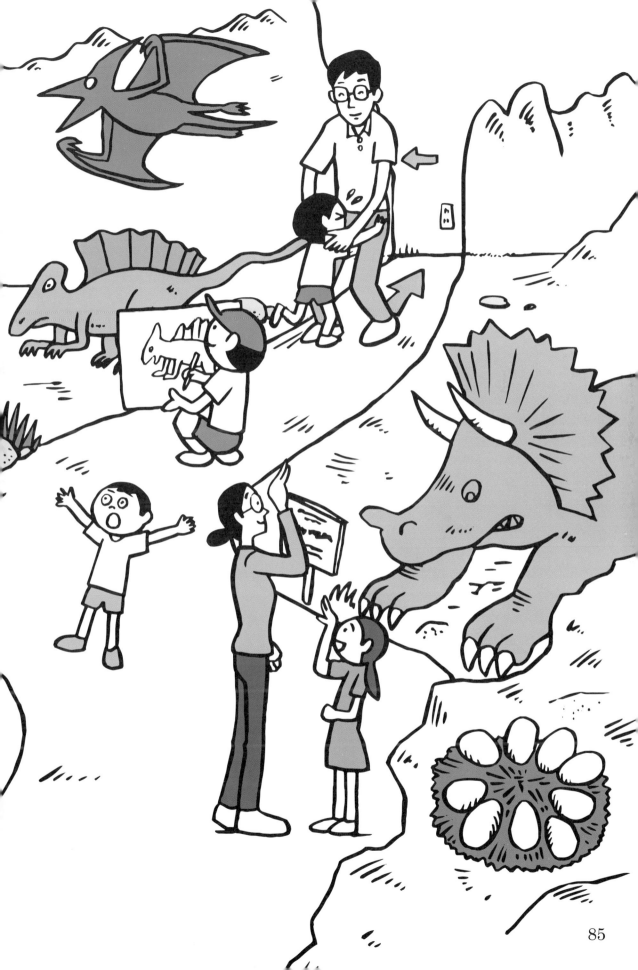

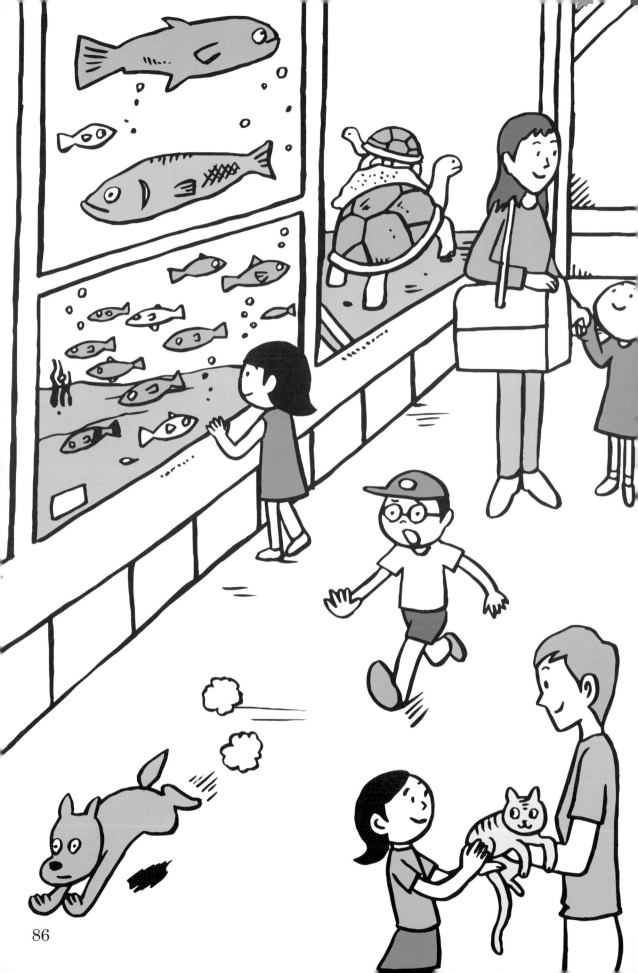

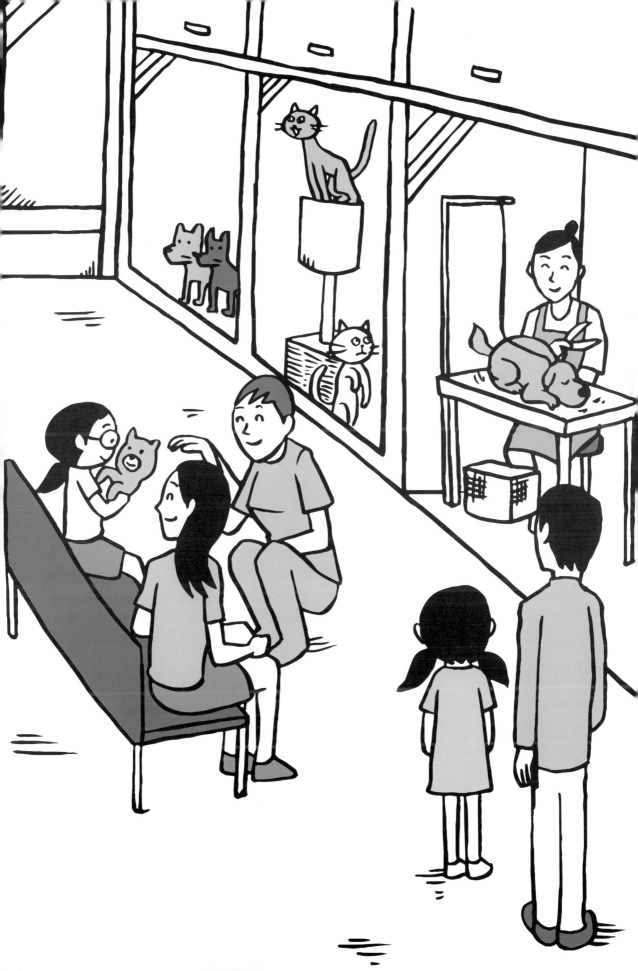

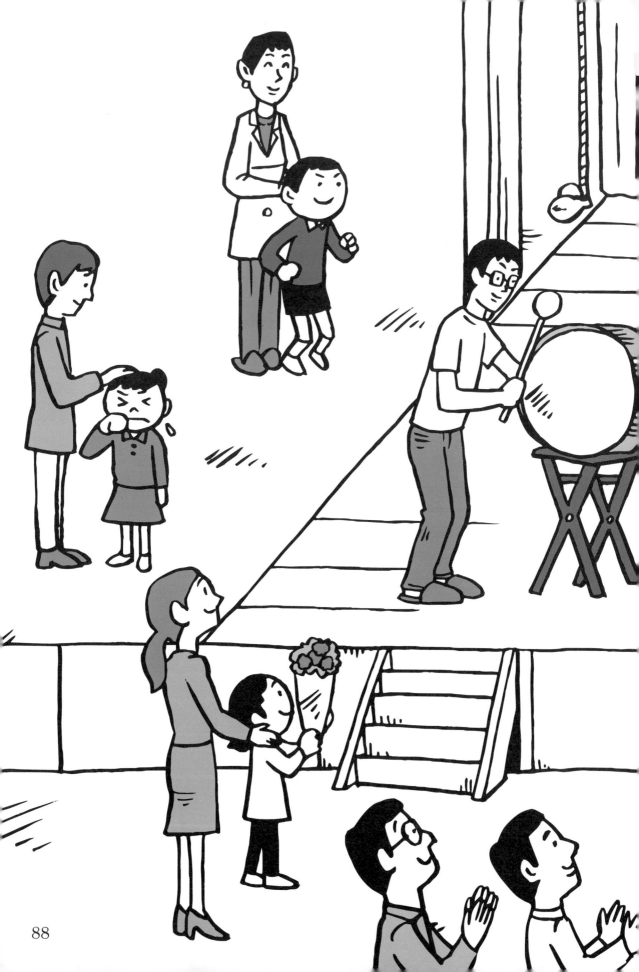

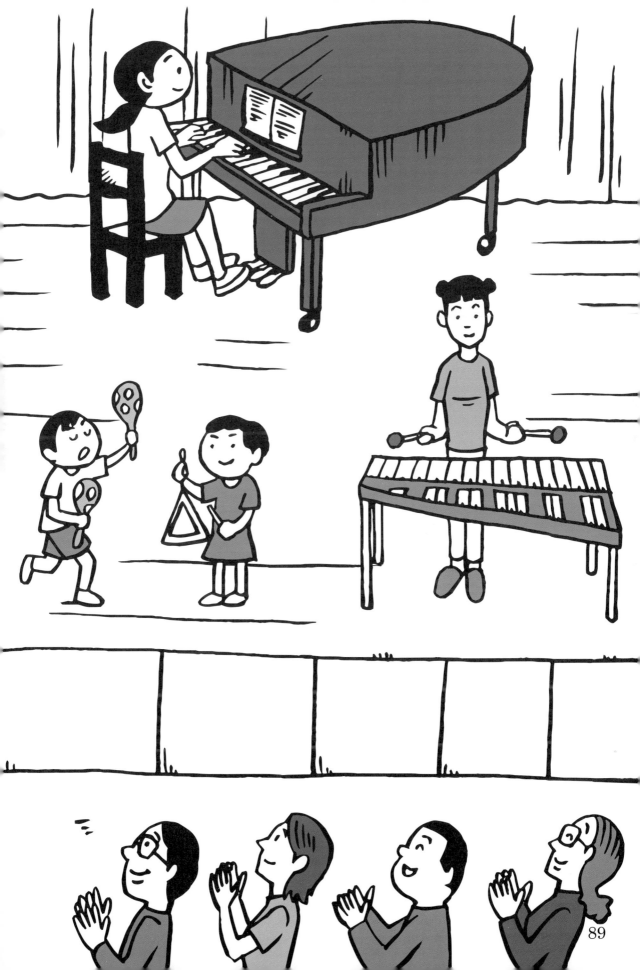

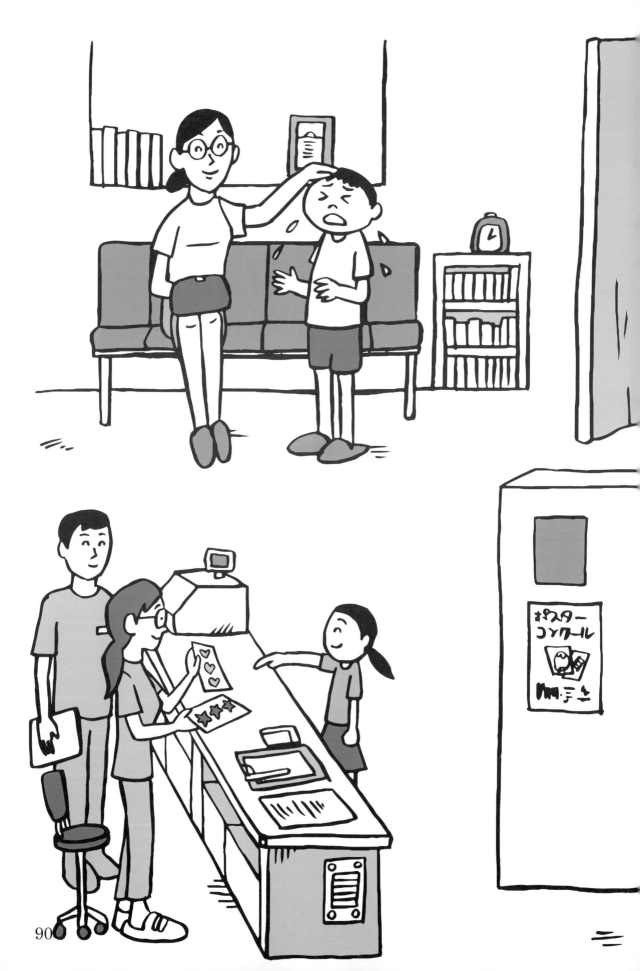

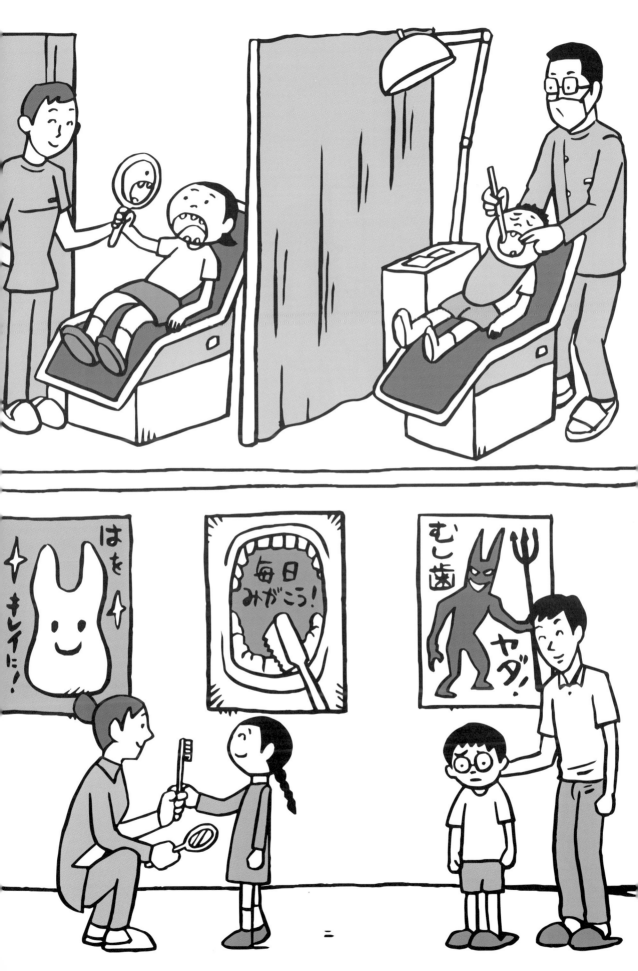

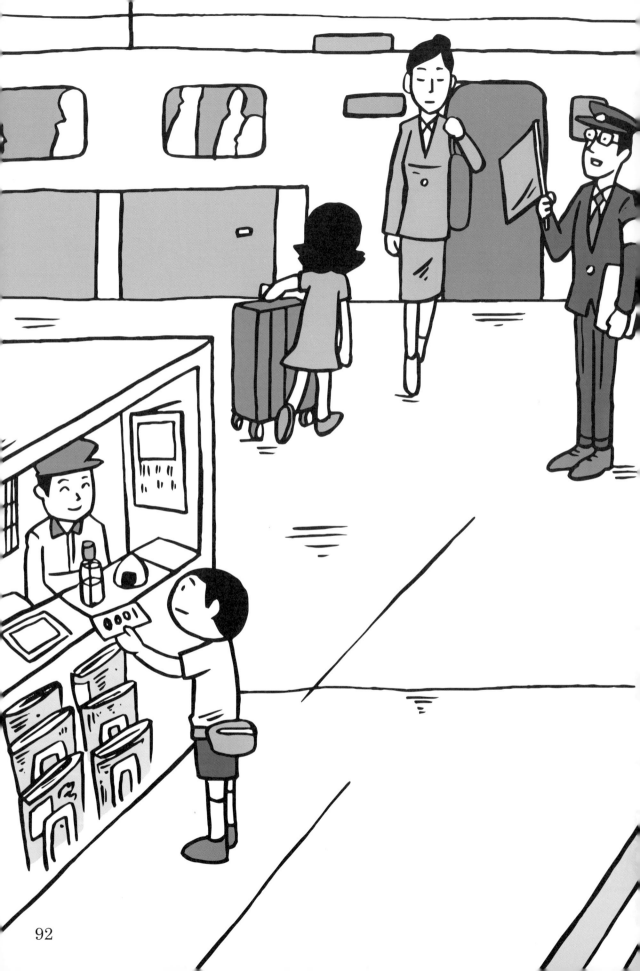

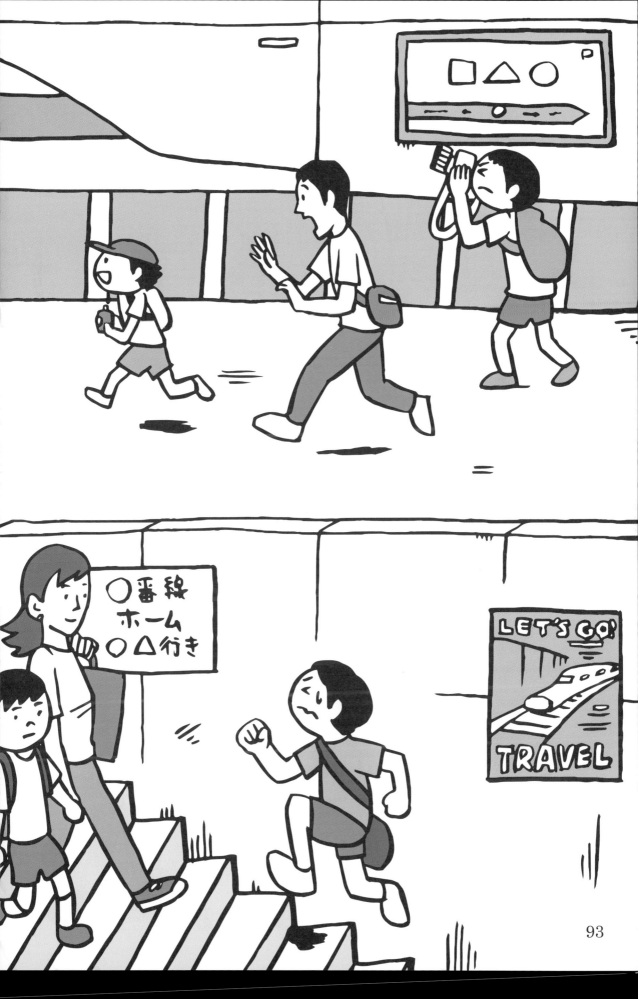

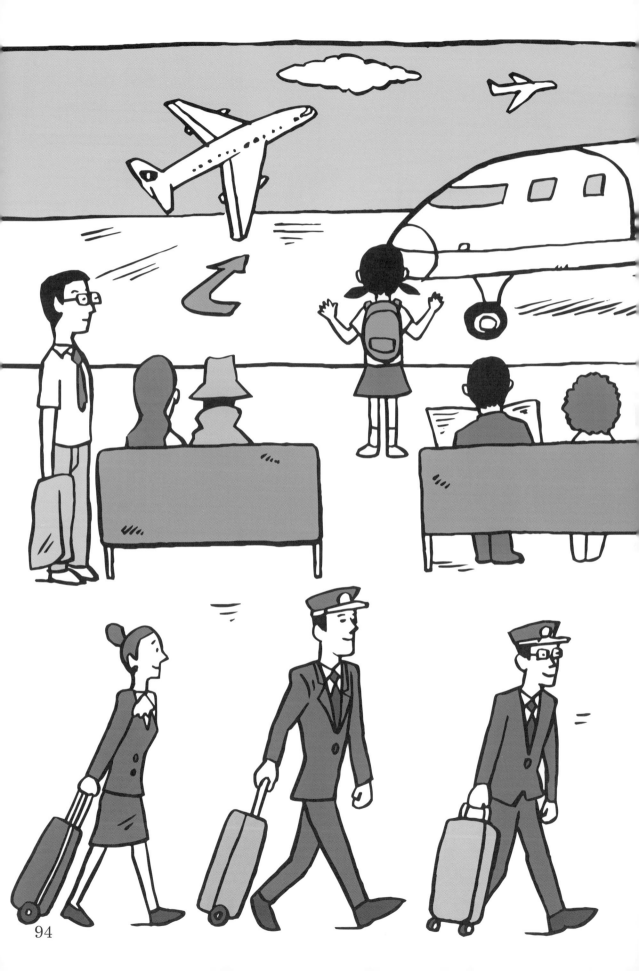

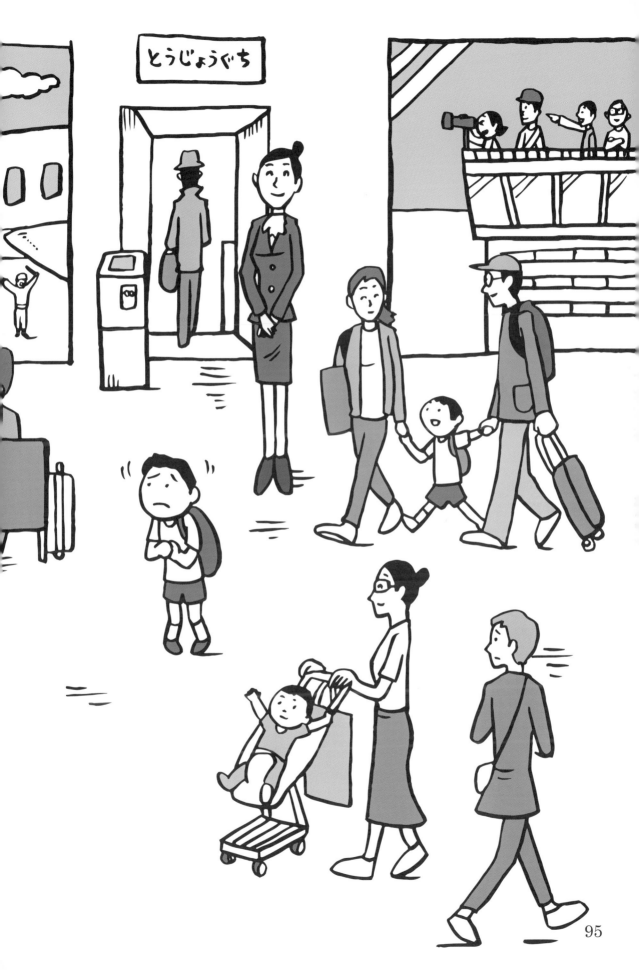

とうじょうぐち

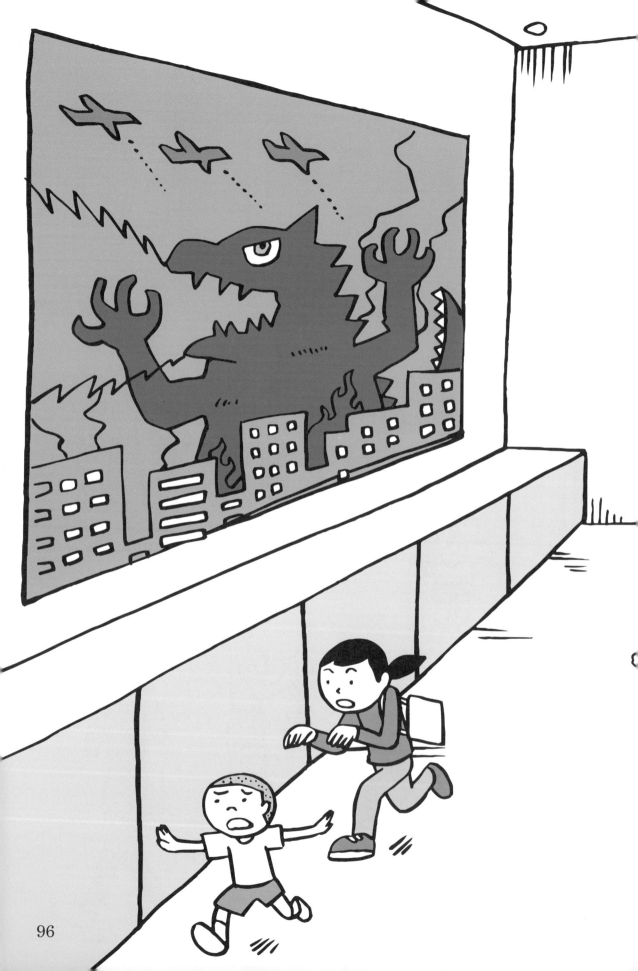

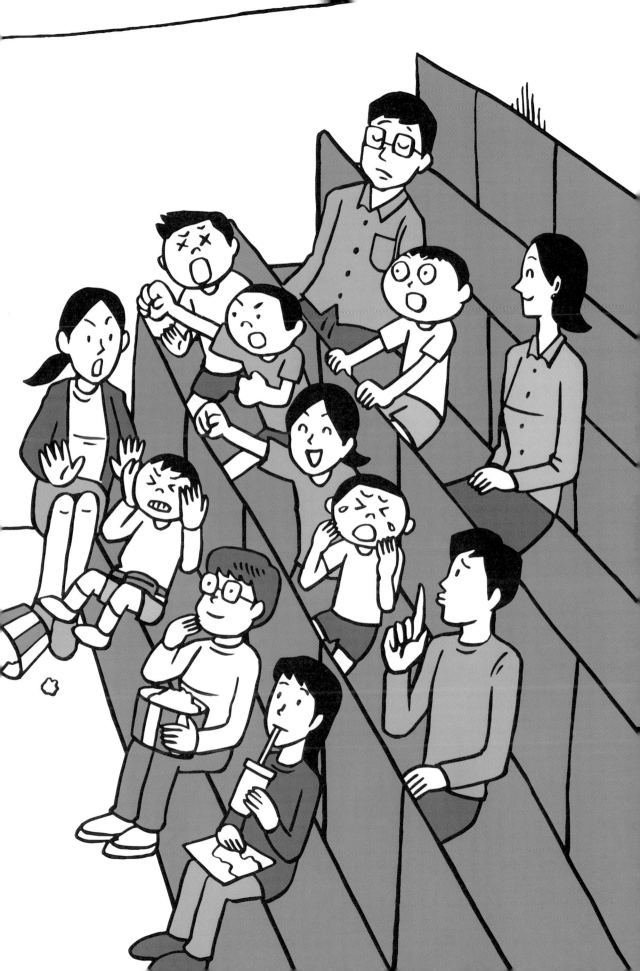

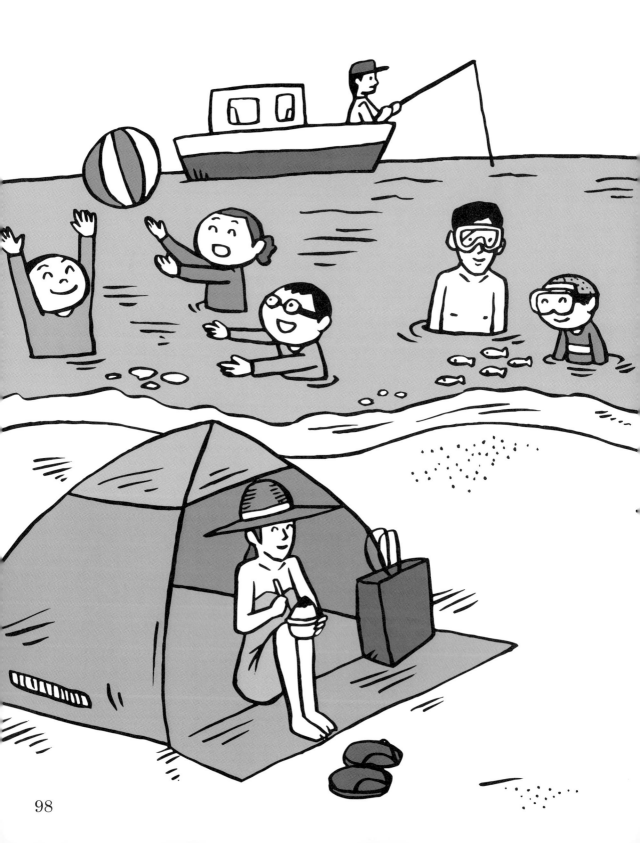

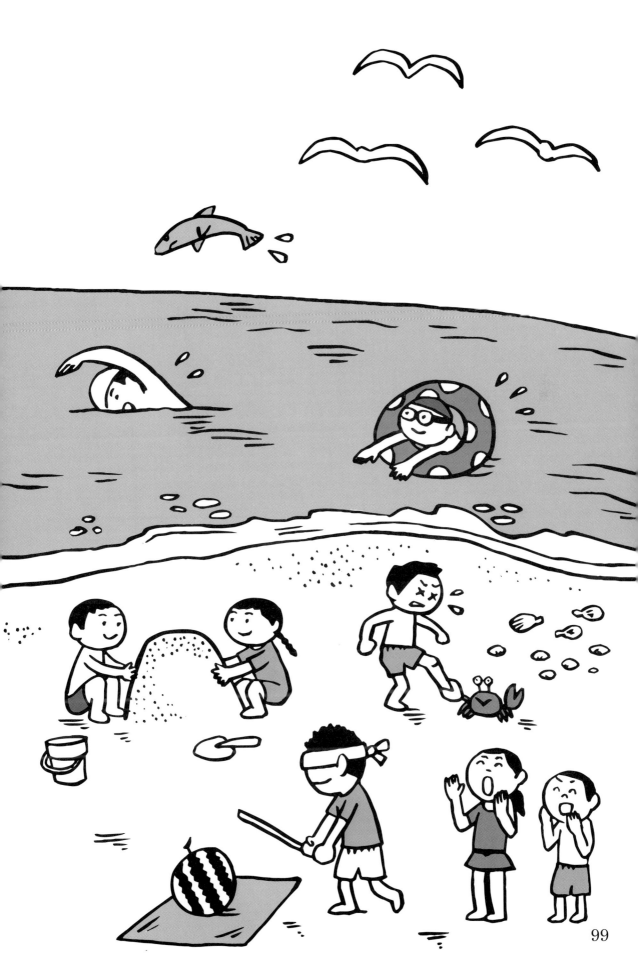

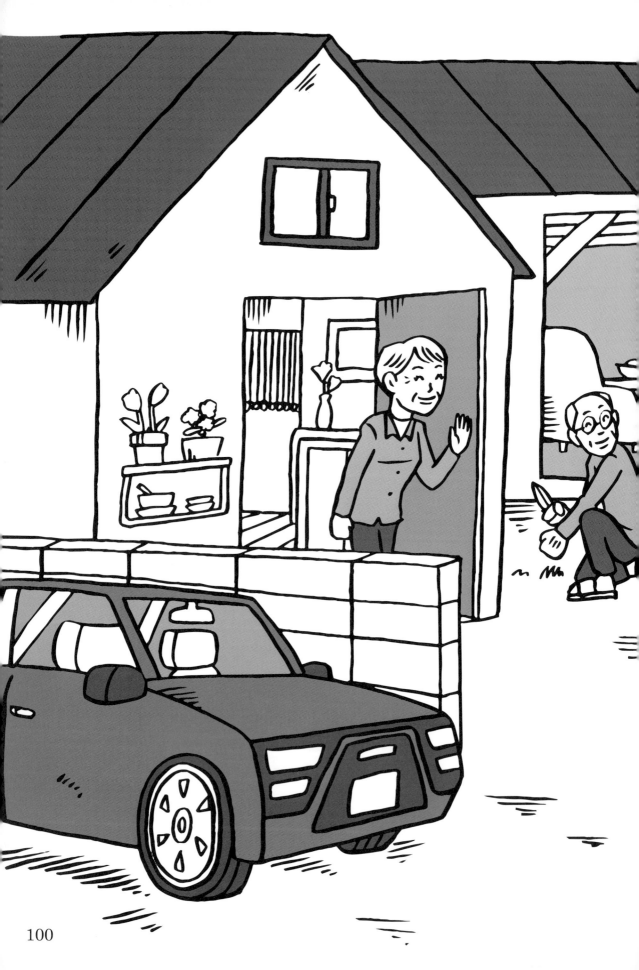

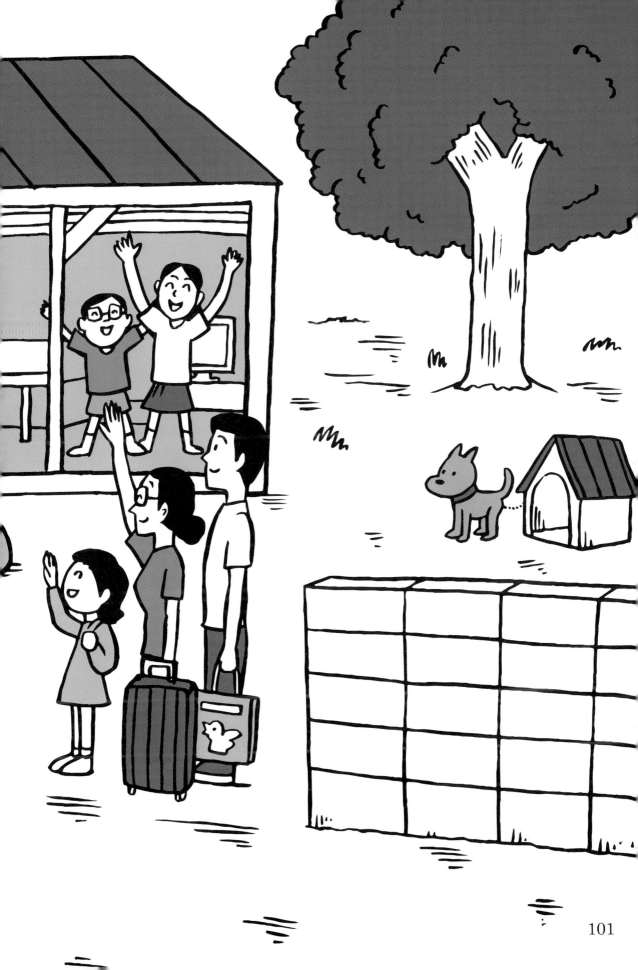

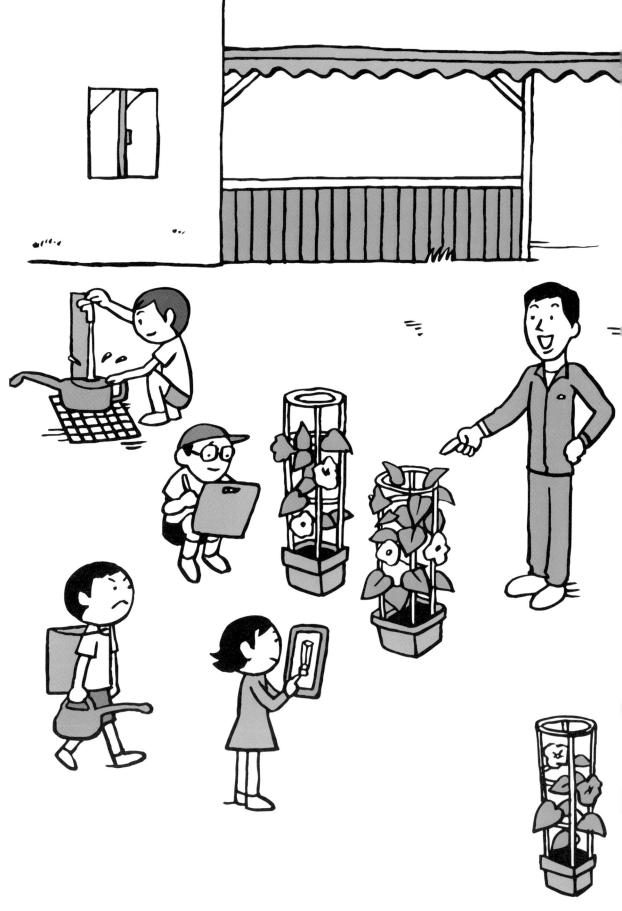

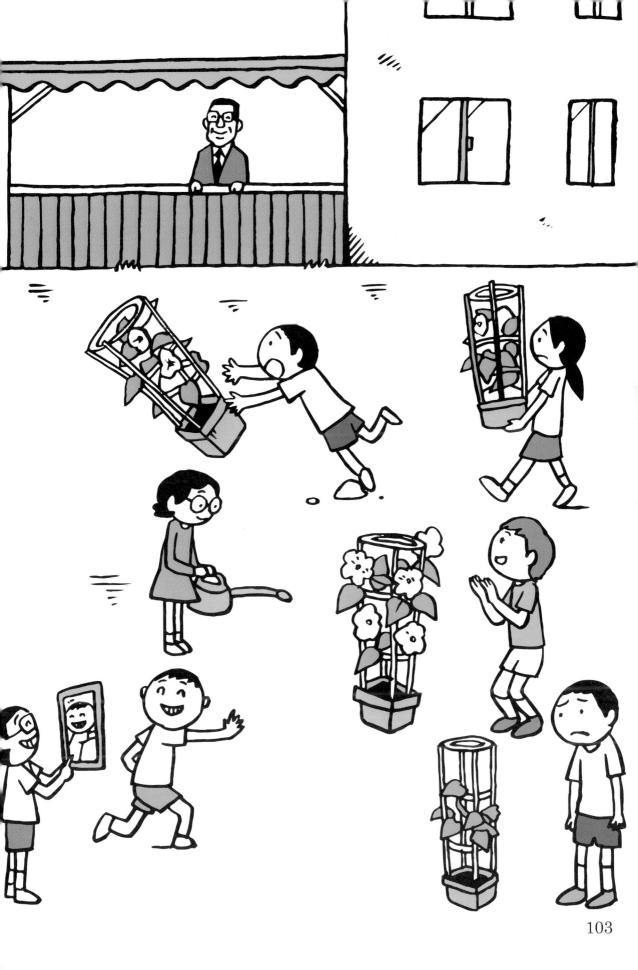

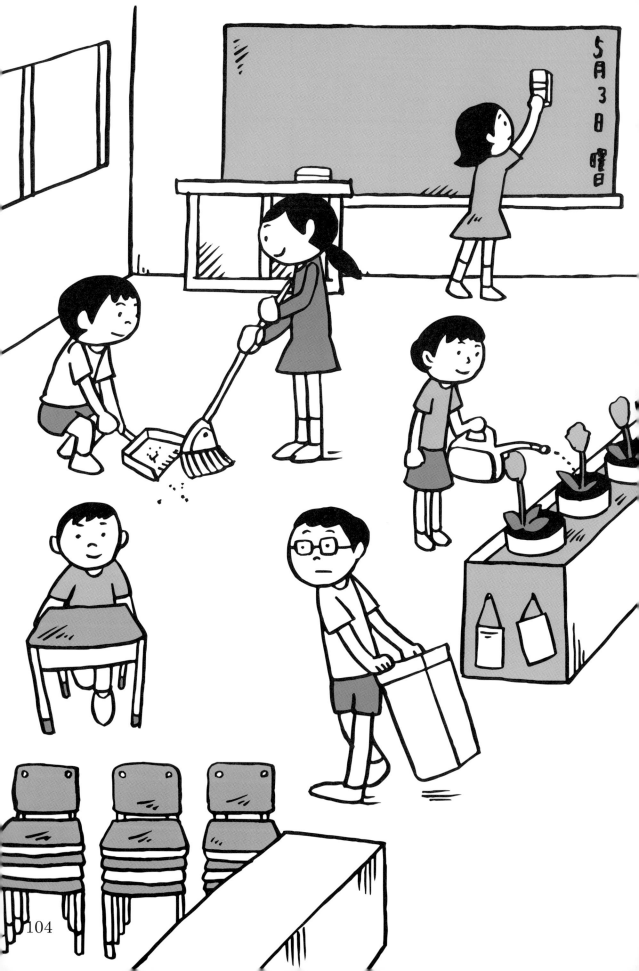

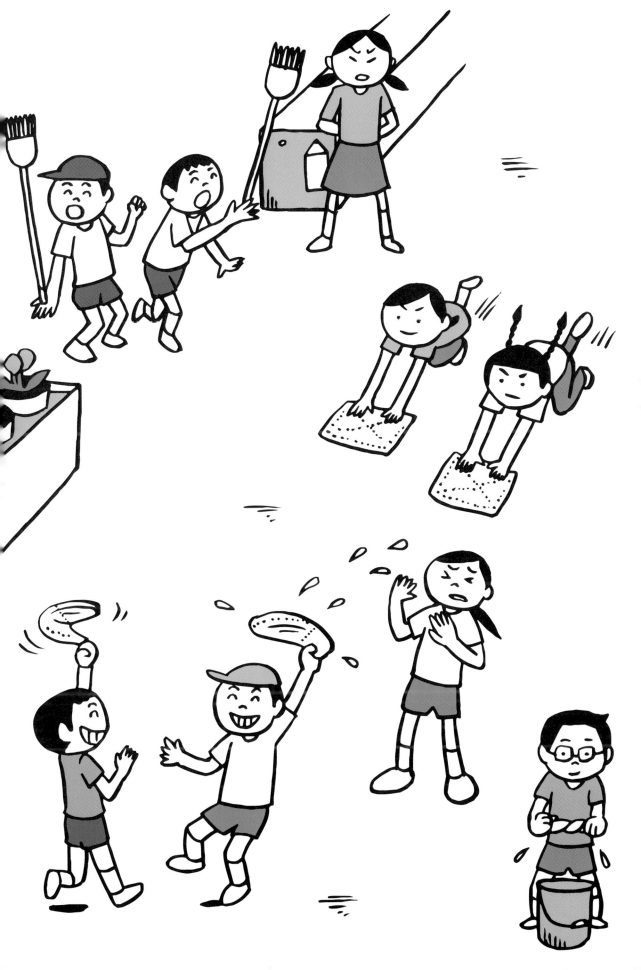

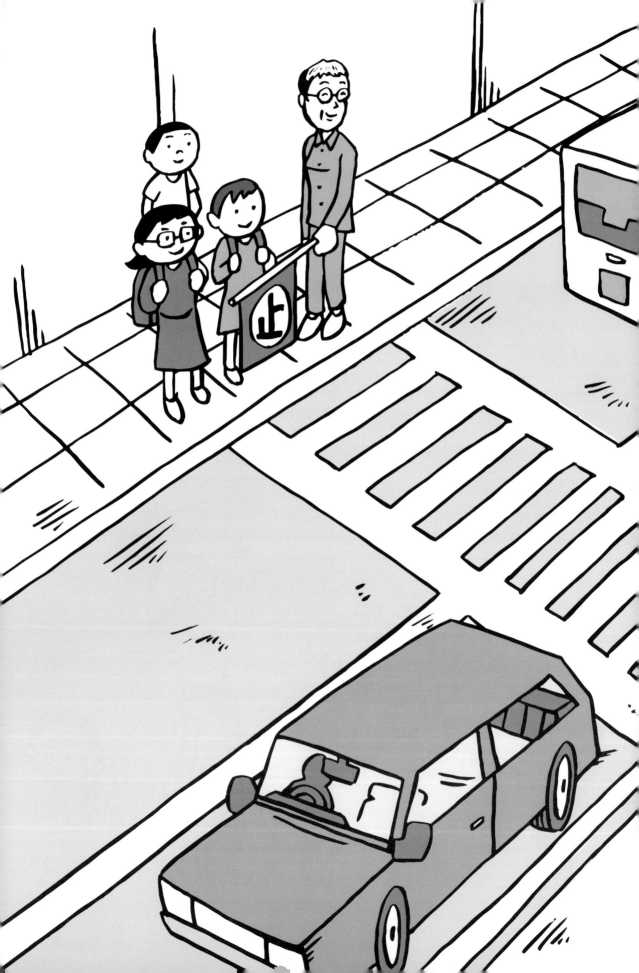

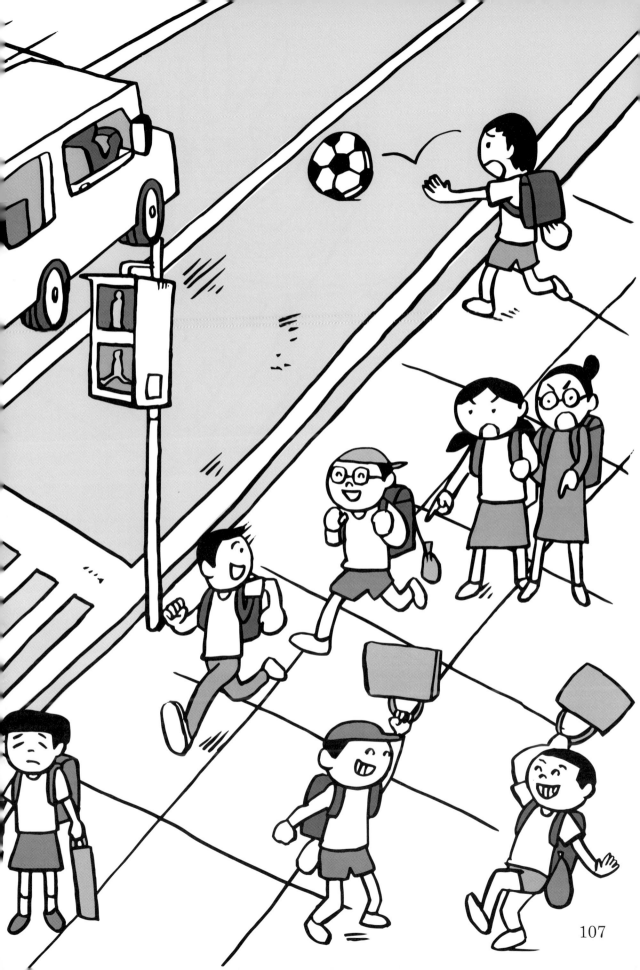

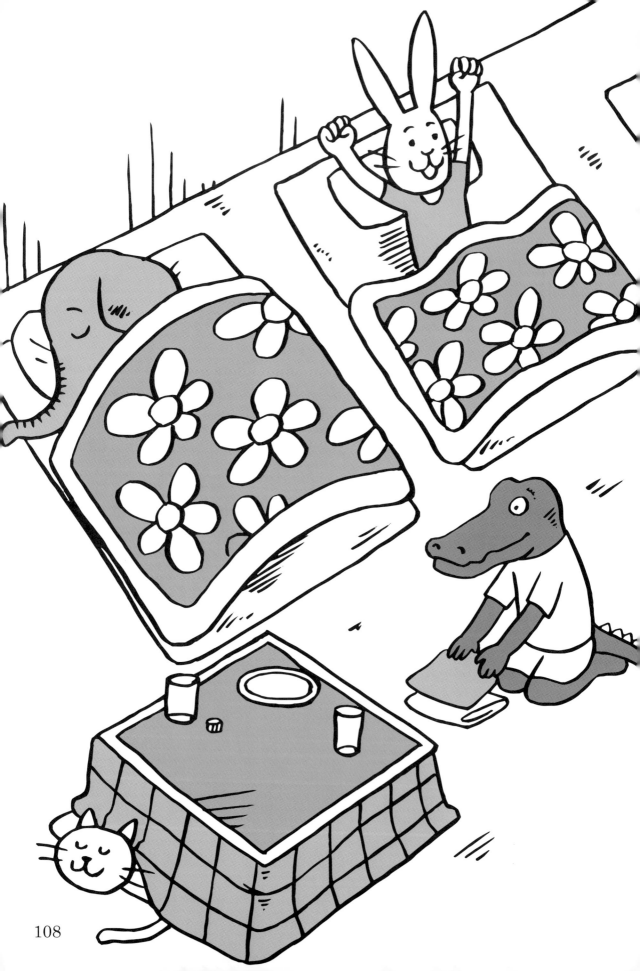

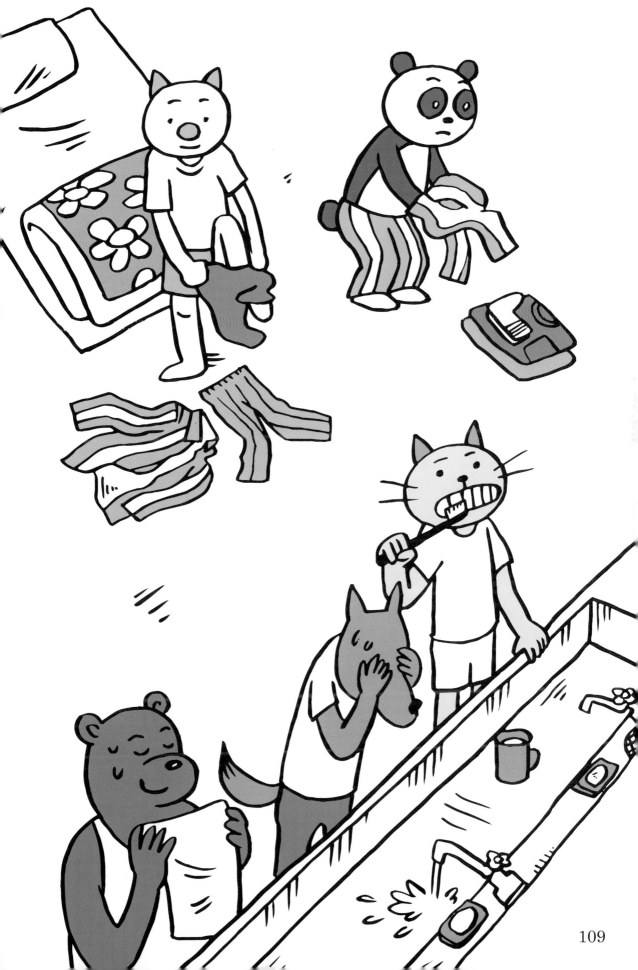

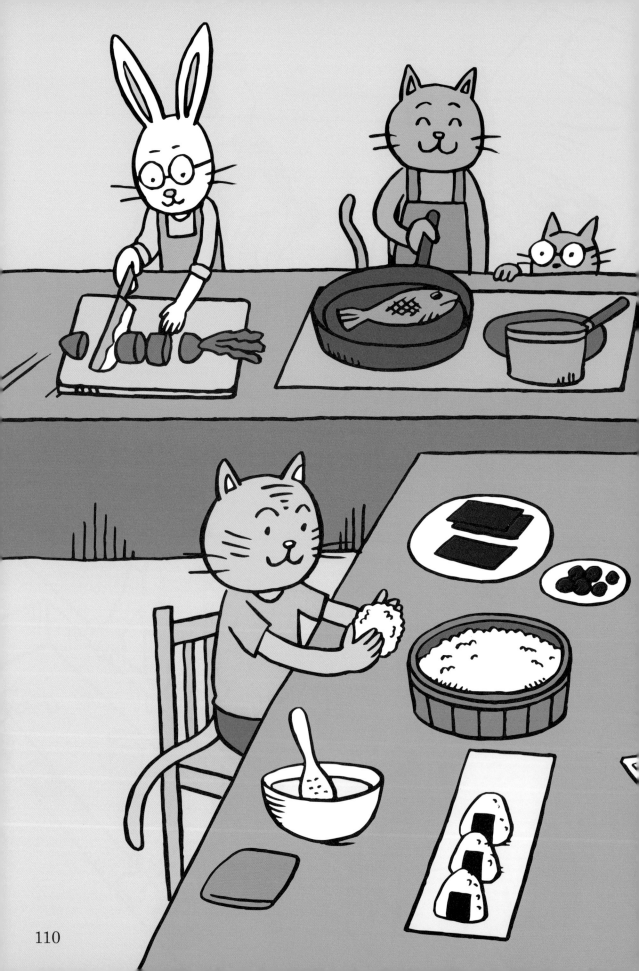

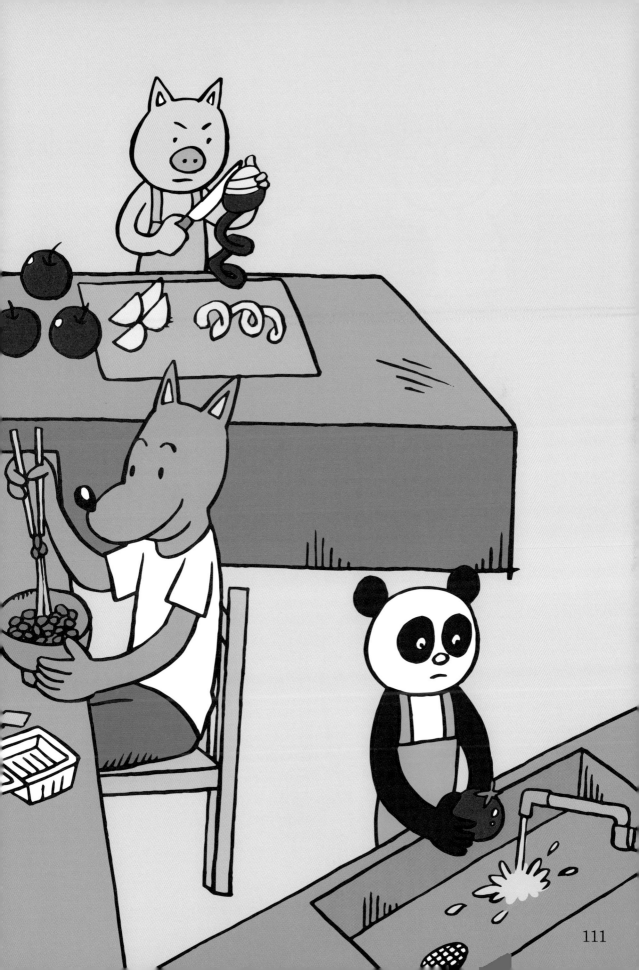

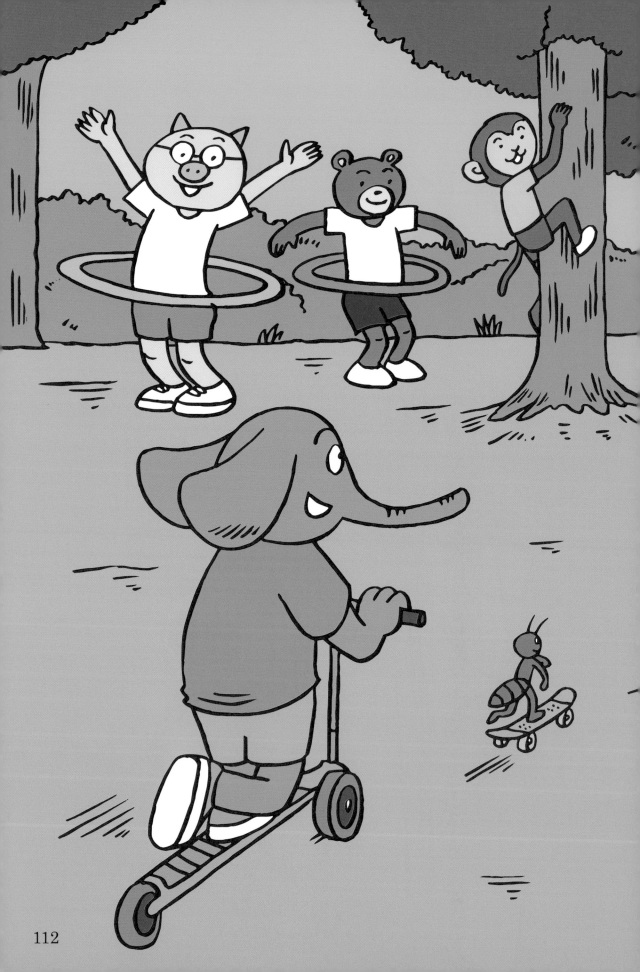

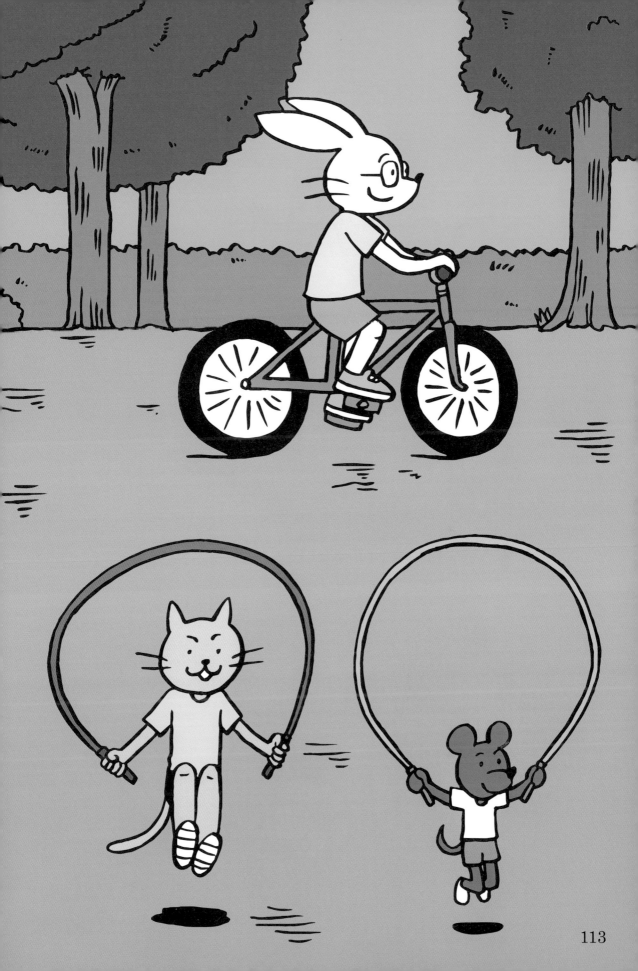

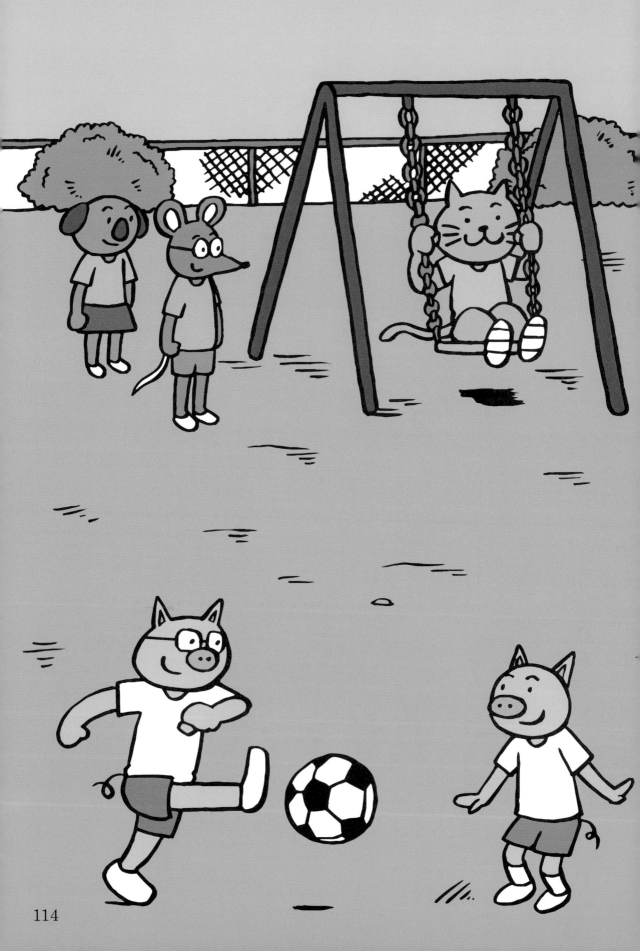

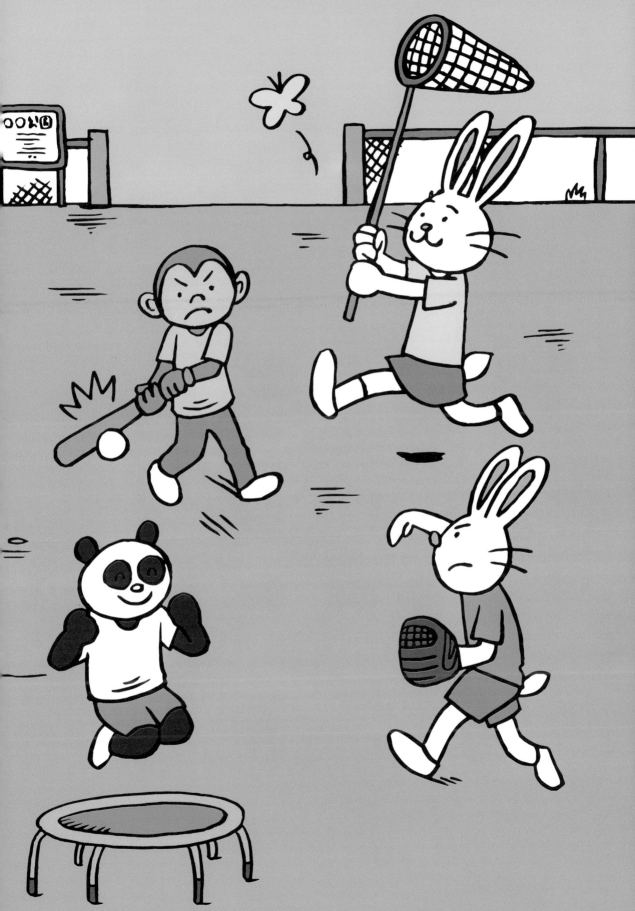

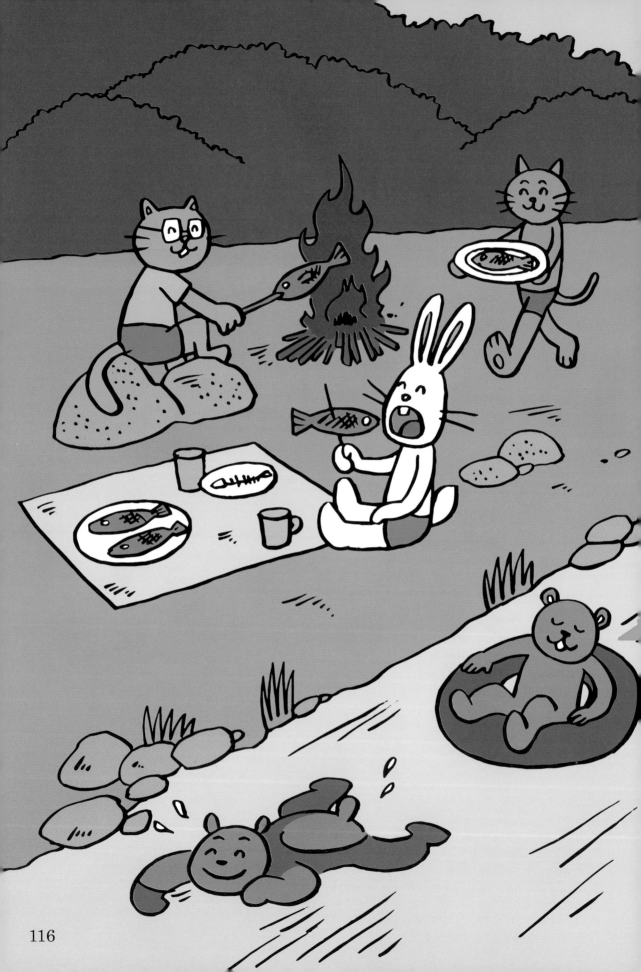

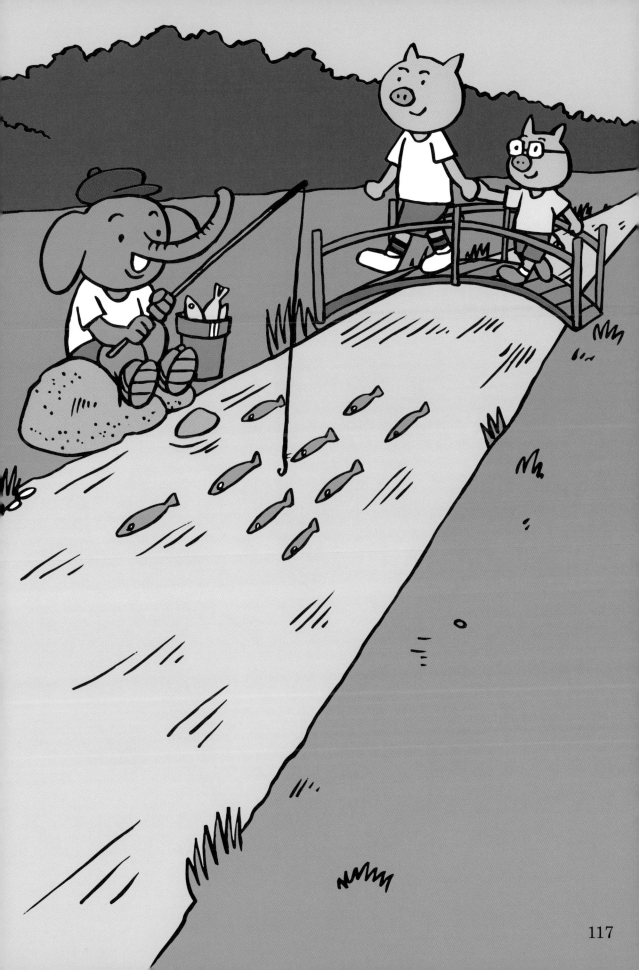

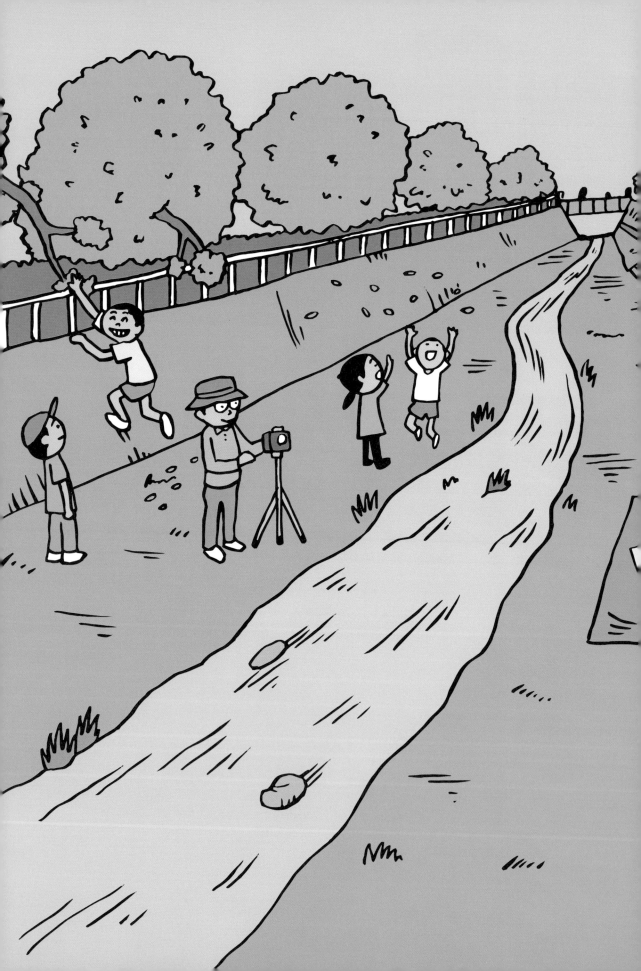

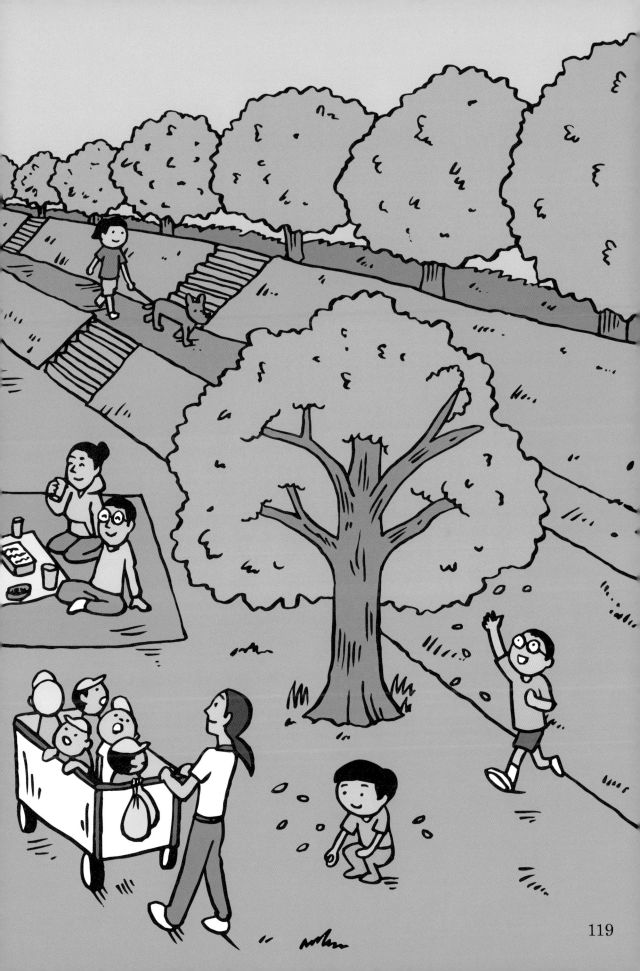

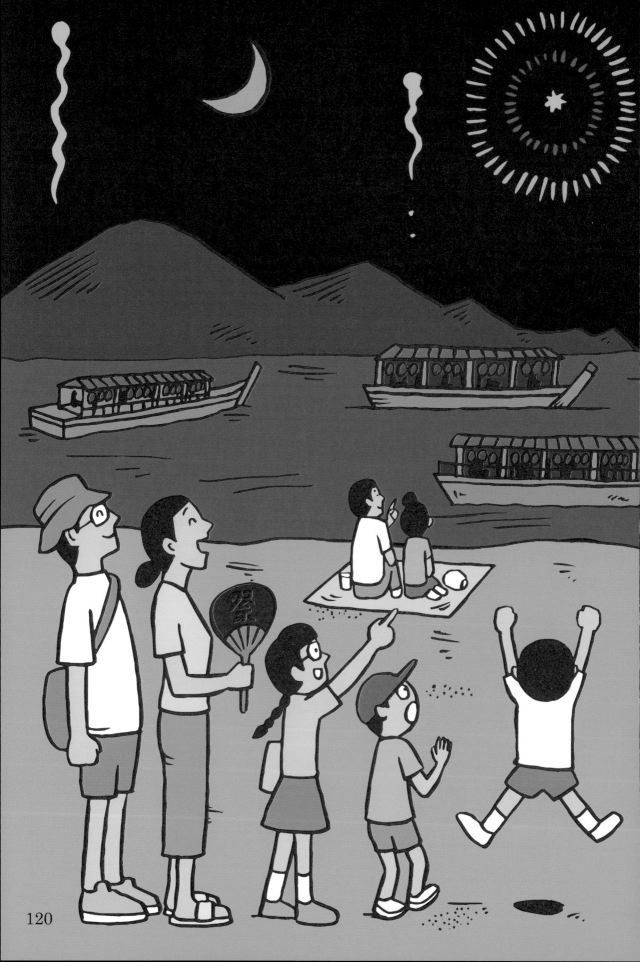

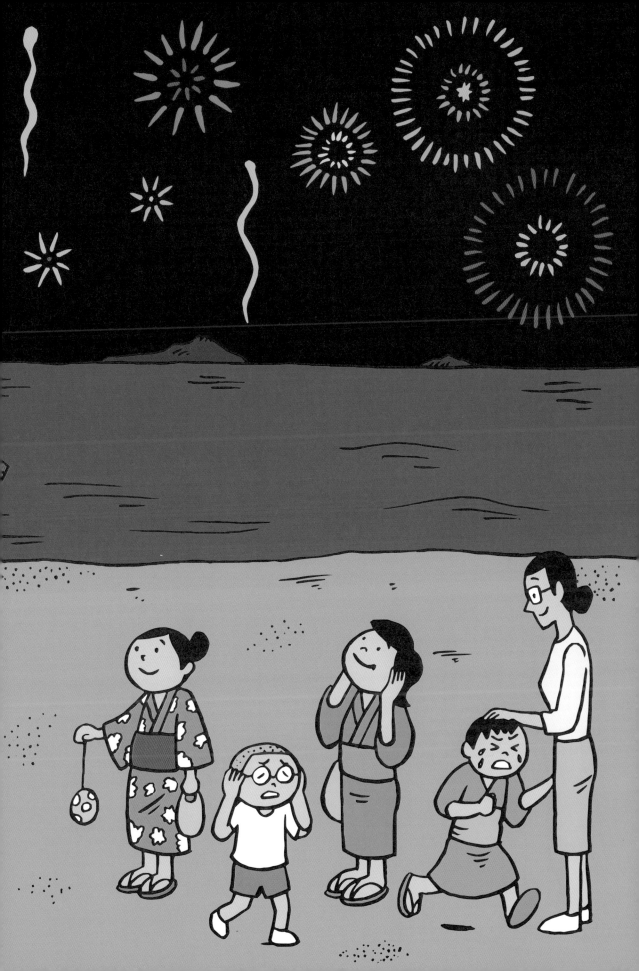

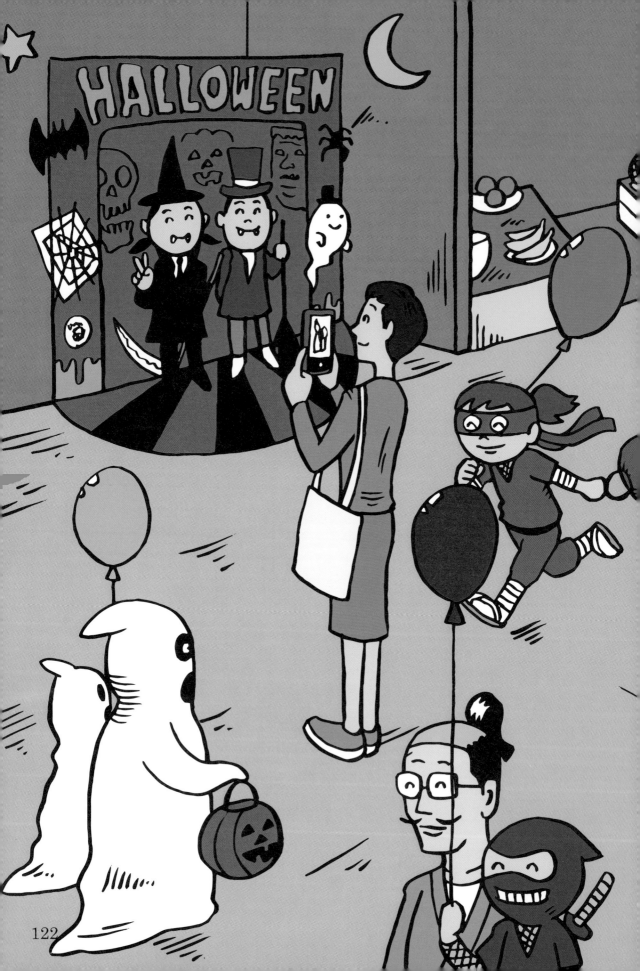

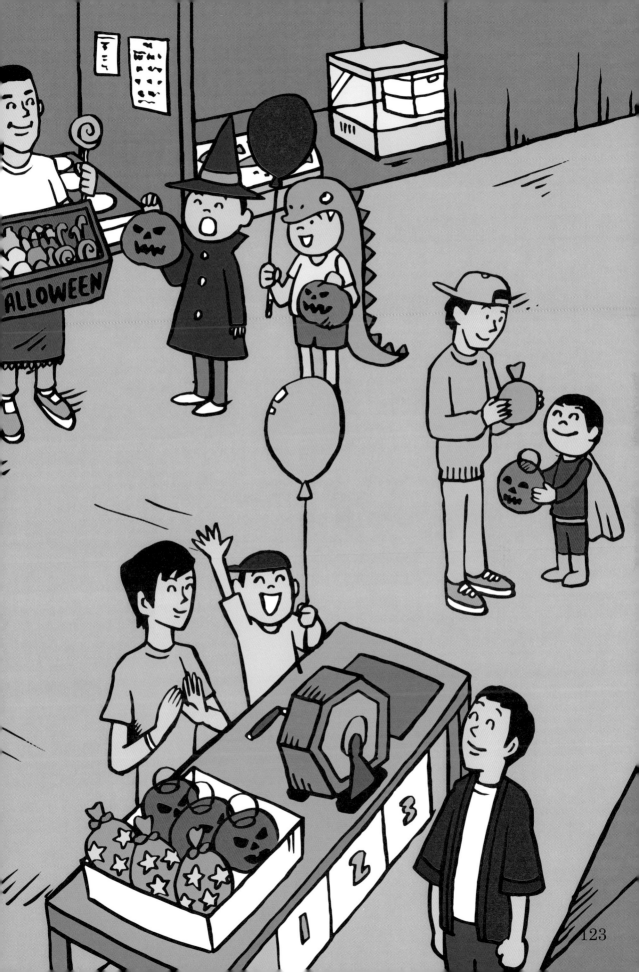

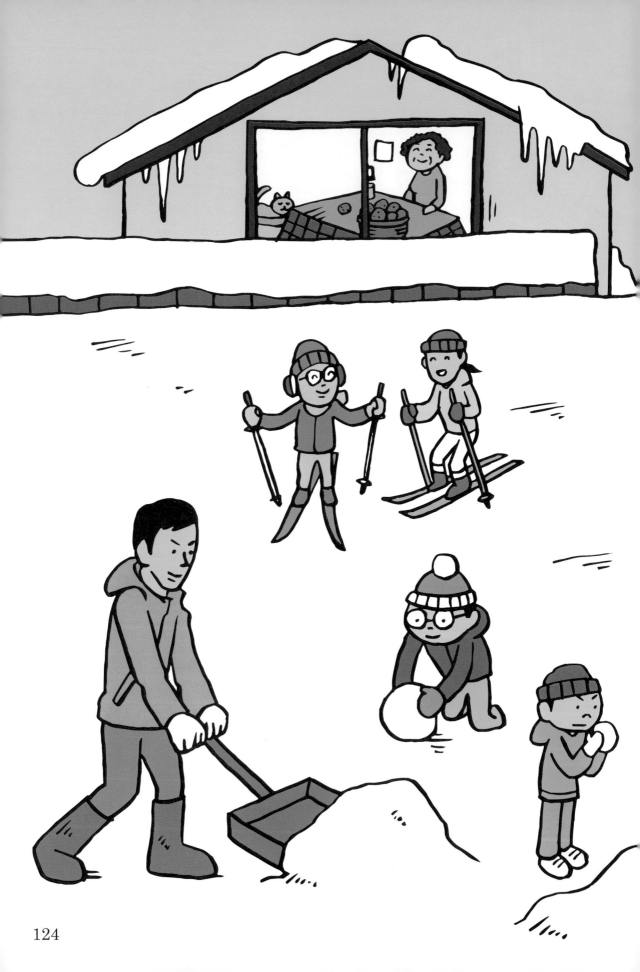

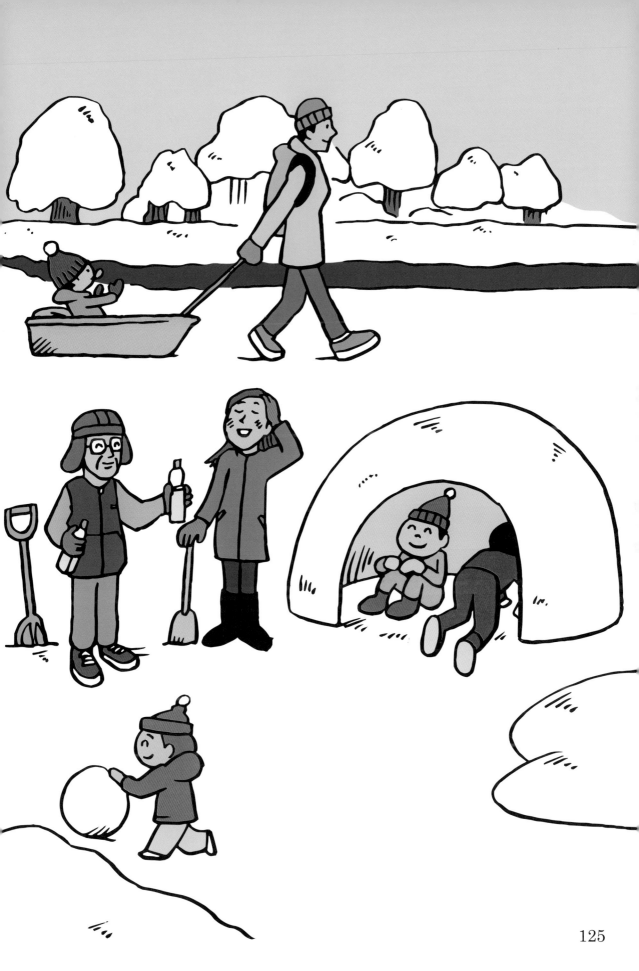

著者略歴

鳥居　千登勢（言語聴覚士）

　目黒区児童発達支援センターすくすくのびのび園、東京リハビリ整形外科クリニックおおた、狛江市社会福祉協議会あいとぴあ子ども発達教室ぱる、保健センター、特別支援学級、保育園にて言語・コミュニケーションの評価および個別支援に携わっている。

　著書：言語聴覚士が作った思わず話したくなるイラストBOOK ことば・コミュニケーションを育む（共著、三輪書店）

平野　千枝（言語聴覚士）

　児童発達支援機関、特別支援学校、保育所等訪問支援を経験。

　現在は、国立障害者リハビリテーションセンター病院にて、言語・コミュニケーションの評価および個別支援に携わっている。

坂崎　弘幸（言語聴覚士、臨床発達心理士、公認心理師）

　耳鼻科や小児科クリニックにおける言語聴覚士業務の他、特別支援学校教員、特別支援教室巡回相談心理士、乳幼児健康診査等も経験。

　2019年からは目白大学耳科学研究所クリニックにて聴覚・言語・コミュニケーションの評価および個別支援に携わっている。

※追加情報がある場合は弊社ウェブサイト内「正誤表／補足
情報」のページに掲載いたします.
https://www.miwapubl.com/user_data/supplement.php

言語聴覚士が作った
思わず話したくなるイラストBOOK2
～セッション事例を紹介～

発　行　2024年6月10日　第1版第1刷ⓒ

著　者　鳥居千登勢・平野千枝・坂崎弘幸

発行者　青山　智

発行所　株式会社 三輪書店
　　　　〒113-0033　東京都文京区本郷6-17-9　本郷綱ビル
　　　　TEL 03-3816-7796　FAX 03-3816-7756
　　　　https ://www.miwapubl.com

イラスト　大森庸平

装　丁　中島卓也

印刷所　株式会社 新協

■ ことばの発達を促すイラストが満載！
言語聴覚士の「あったらいいな」を本にしました

言語聴覚士が作った
思わず話したくなる
イラストBOOK
～ことば・コミュニケーションを育む～

編　綿野 香・鳥居 千登勢・小山 久実

　子どもが主体的に考えを伝えることを促進するイラストブック。子どもの言語表出を促進するためには、「事実を客観的に伝えること」と「自分の意見を自分のことばで伝えること」を意識する必要があります。強制的に大人側が言わせたいことではなく、子どもが主体的に話したくなるように、たくさんの言葉のヒントとなる要素をちりばめました。

　第1章で子どもとの関わりのヒントを、第2章のイラストでことばの発達のヒントとなる要素を盛り込んだイラストを掲載し、トレーニングのような難しさを廃して子どもから自発的に言葉を促すように工夫しました。

本書の詳細はこちら ▶

■ 主な内容 ■

第1章　本書のねらい・使い方
① 言語・コミュニケーションの個別支援
② 非現前事象の会話を広げる
③ 本書の使い方
④ 応用・発展
⑤ 子どもの言語表現を深めるために
⑥ 本書を利用した「客観的な事実を説明する活動」の例

第2章　イラスト

登園	休み時間・校庭
園庭遊び	休み時間・教室
散歩	運動会の練習（学校）
春の遠足	授業
こいのぼり制作	朝の支度
ブロック・プラレール	ゲーム
ままごと	図書館
クッキー作り	予防接種
給食	菜園
リトミック	レストラン
サーキット	公園
紙芝居	水族館
七夕	動物園
お誕生日会	プール
運動会の練習（園）	キャンプ
芋ほり	夏祭り
おおきなかぶの劇	買い物
クリスマス	遊園地
豆まき	お正月遊び
通学・通園風景	雪遊び

「散歩」の見本ページ

「水族館」の見本ページ

このような
見開きイラストを
40点収載‼

付　録
聞き取りシートの例
表情シンボル
○○さん人形

● 定価 2,420円（本体 2,200円＋税）　B5　108頁　2021年　ISBN 978-4-89590-738-5

お求めの三輪書店の出版物が小売書店にない場合は、その書店にご注文ください．お急ぎの場合は直接小社に．

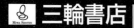　〒113-0033 東京都文京区本郷6-17-9 本郷綱ビル
編集☎03-3816-7796 ℻03-3816-7756　販売☎03-6801-8357 ℻03-6801-8352
ホームページ：https://www.miwapubl.com